AF413652

Oltre il DNA: Viaggio nell'Epigenetica

Scoprire l'Influenza Nascosta dell'Ambiente e dello Stile di Vita sulla Nostra Eredità Biologica e le Nuove Frontiere della Medicina Personalizzata

Epigenetica Edizioni

1. **Introduzione all'Epigenetica**: Spiegazione di base dei concetti di epigenetica, come funziona, e la sua importanza nello studio della biologia e della genetica.

2. **Storia dell'Epigenetica**: Un'esplorazione storica di come l'epigenetica sia diventata un campo di studio significativo nella scienza moderna.

3. **Il DNA e Oltre**: Descrizione di come l'epigenetica si distingua dalla genetica classica e l'importanza di questa distinzione.

4. **Meccanismi Epigenetici**: Una panoramica dettagliata dei meccanismi epigenetici chiave, inclusi la metilazione del DNA, le modificazioni degli istoni e il RNA non codificante.

5. **Epigenetica e Sviluppo**: Come l'epigenetica influisce sullo sviluppo embrionale e sulla differenziazione cellulare.

6. **Epigenetica e Ambiente**: Esaminare come fattori ambientali come la dieta, lo stress e l'esposizione a sostanze chimiche influenzano l'espressione genica.

7. **Nutrizione ed Epigenetica**: Approfondire il ruolo della nutrizione nello sviluppo epigenetico e nella prevenzione delle malattie.

8. **Epigenetica e Malattie**: Esplorare la relazione tra modificazioni epigenetiche e lo sviluppo di

malattie come il cancro, le malattie cardiache e le malattie neurodegenerative.

9. **Invecchiamento ed Epigenetica**: Discussione sull'impatto dell'epigenetica sull'invecchiamento e sulla longevità.

10. **Epigenetica e Memoria Cellulare**: Spiegare come le cellule "ricordano" gli eventi epigenetici e come ciò influenza la funzione cellulare a lungo termine.

11. **Ereditarietà Epigenetica**: Esaminare come alcune modifiche epigenetiche possano essere trasmesse tra le generazioni.

12. **Tecnologie e Metodi di Ricerca Epigenetica**: Presentazione delle tecnologie e dei metodi usati nella ricerca epigenetica, inclusi i test epigenetici e l'analisi del genoma.

13. **Epigenetica e Psichiatria**: Esplorare il legame tra epigenetica e disturbi psichiatrici come la depressione e l'ansia.

14. **Epigenetica e Comportamento**: Discussione su come l'epigenetica può influenzare il comportamento e la personalità.

15. **Interventi Epigenetici**: Panoramica delle strategie terapeutiche mirate a modificare l'espressione genica per trattare malattie.

16. **Epigenetica e Fitness**: Esaminare come l'esercizio fisico possa influenzare l'epigenetica.

17. **Stress ed Epigenetica**: Analisi di come lo stress influenzi le modifiche epigenetiche e le conseguenze sulla salute.

18. **Etica ed Epigenetica**: Discutere le questioni etiche sollevate dalla manipolazione epigenetica, compresa la privacy genetica e le implicazioni della modificazione genetica.

19. **Futuro dell'Epigenetica**: Speculazioni sul futuro dell'epigenetica nella ricerca, nella medicina e nella società.

20. **Conclusione**: Riepilogo delle principali scoperte e riflessioni sul significato dell'epigenetica per l'umanità.

1. Introduzione all'Epigenetica: Spiegazione di base dei concetti di epigenetica, come funziona, e la sua importanza nello studio della biologia e della genetica.

Introduzione all'Epigenetica

L'epigenetica è una branca rivoluzionaria della biologia che esplora come l'ambiente e i comportamenti possono influenzare il modo in cui i nostri geni lavorano, senza alterare la sequenza del DNA stesso. Questo campo di studio fornisce una comprensione profonda di come le esperienze di vita non solo influenzano direttamente gli individui ma possono anche avere effetti a lungo termine, influenzando persino le generazioni future. In questa introduzione, ci immergeremo nei concetti fondamentali dell'epigenetica, esploreremo i suoi meccanismi chiave e discuteremo la sua importanza fondamentale nella biologia e nella genetica.

Cos'è l'Epigenetica?

Il termine "epigenetica" deriva dal greco, dove "epi-" significa sopra o oltre, suggerendo che l'epigenetica si occupa di ciò che va oltre il genoma. Anziché focalizzarsi sui cambiamenti nella sequenza del DNA, l'epigenetica esamina le modifiche reversibili che influenzano l'espressione dei geni, determinando se un gene specifico è attivo o meno in diverse cellule e fasi della vita.

Come Funziona l'Epigenetica?

L'epigenetica agisce attraverso diversi meccanismi, tra cui:

- **Metilazione del DNA**: L'aggiunta di gruppi metilici al DNA che può silenziare l'espressione genica.

- **Modificazioni degli Istomi**: Le proteine attorno alle quali si avvolge il DNA possono subire modifiche chimiche che influenzano quanto strettamente il DNA è avvolto, influenzando l'accesso dei fattori di trascrizione ai geni.

- **RNA non codificante**: Molecole di RNA che possono regolare l'espressione genica senza essere tradotte in proteine.

Questi meccanismi permettono all'organismo di reagire agli stimoli ambientali e interni, regolando l'espressione genica in modo flessibile e reversibile.

Importanza dell'Epigenetica

L'epigenetica ha un impatto significativo in diverse aree della biologia e della medicina, tra cui:

- **Sviluppo**: Gioca un ruolo cruciale nello sviluppo embrionale, determinando la differenziazione delle cellule.

- **Salute e Malattia**: Le modificazioni epigenetiche possono influenzare il rischio e la progressione di malattie come il cancro, le malattie cardiovascolari e le patologie neurodegenerative.

- **Ereditarietà**: Alcune modificazioni epigenetiche possono essere trasmesse da una generazione all'altra, influenzando la salute delle generazioni future.

- **Adattamento e Evoluzione**: Fornisce un meccanismo per gli organismi di adattarsi rapidamente all'ambiente, potenzialmente influenzando l'evoluzione a lungo termine.

L'epigenetica dimostra che il nostro destino biologico non è scritto esclusivamente nel DNA. Le nostre esperienze, l'ambiente in cui viviamo e le nostre scelte di vita possono influenzare profondamente l'espressione dei nostri geni. Ciò apre nuove prospettive per la prevenzione e il trattamento delle malattie, sottolineando l'importanza di uno stile di vita sano e di un ambiente pulito. Con l'avanzare delle ricerche, l'epigenetica continuerà a sfidare la nostra comprensione della genetica e a offrire nuove speranze per il futuro della medicina personalizzata.

L'epigenetica, con le sue intricate dinamiche e la sua vasta portata, ci offre una finestra unica su come l'ambiente interagisce con la nostra eredità genetica. Al di là dei meccanismi base come la metilazione del DNA, le modificazioni degli istoni e l'RNA non codificante, questo campo si estende in numerose direzioni, toccando ogni aspetto della biologia e della salute umana. Esploriamo ulteriormente la profondità e la complessità dell'epigenetica, evidenziando la sua capacità di collegare la biologia molecolare con l'ambiente e il comportamento.

Variazioni Epigenetiche e Ambiente

L'ambiente in cui viviamo—ciò che mangiamo, l'aria che respiriamo, i nostri livelli di stress—può avere un impatto profondo sull'epigenoma. Queste variazioni ambientali possono portare a modifiche epigenetiche che influenzano l'espressione genica e possono avere effetti a lungo termine sulla salute. Per esempio, studi hanno dimostrato che l'esposizione a inquinanti ambientali come il fumo di sigaretta può causare modifiche epigenetiche associate a malattie come il cancro e l'asma. Allo stesso modo, la nutrizione ha un ruolo cruciale: nutrienti specifici possono agire come donatori di metili, influenzando direttamente la metilazione del DNA e, di conseguenza, l'espressione genica.

Epigenetica e Neuroscienze

Nelle neuroscienze, l'epigenetica sta emergendo come un campo vitale per comprendere il cervello umano. Le modifiche epigenetiche nel cervello possono influenzare tutto, dalla neurogenesi alla plasticità sinaptica, svolgendo un ruolo chiave nella memoria, nell'apprendimento e nei disturbi neurologici. Ad esempio, la ricerca ha scoperto che esperienze traumatiche possono causare modifiche epigenetiche nel cervello, che potrebbero contribuire a disturbi come il PTSD (disturbo da stress post-traumatico).

Epigenetica, Evoluzione e Speciazione

L'epigenetica offre anche una nuova prospettiva sull'evoluzione. Mentre la teoria dell'evoluzione si è tradizionalmente concentrata sulle mutazioni genetiche e sulla selezione naturale, l'epigenetica introduce il concetto di ereditarietà non genetica. Questo suggerisce che le modifiche epigenetiche acquisite possono essere trasmesse per diverse generazioni, potenzialmente influenzando i percorsi evolutivi senza cambiamenti nella sequenza del DNA. Questa prospettiva potrebbe rivelare nuovi modi in cui le specie si adattano rapidamente all'ambiente, ampliando la nostra comprensione della speciazione e dell'evoluzione.

Tecnologie Epigenetiche

Le avanzate tecnologie epigenetiche stanno spingendo i confini di ciò che possiamo scoprire sull'epigenoma. Tecniche come la bisolfito-seq consentono agli scienziati di mappare con precisione la metilazione del DNA su scala genomica, mentre la ChIP-seq (chromatin immunoprecipitation sequencing) rivela come gli istoni e altri fattori di trascrizione interagiscono con il DNA. Queste tecnologie non solo ampliano la nostra comprensione dell'epigenetica ma aprono anche la strada a nuovi approcci terapeutici, permettendo interventi più mirati per modificare l'espressione genica in malattie specifiche.

Sfide e Prospettive Future

Nonostante i progressi, l'epigenetica affronta sfide significative. Una delle maggiori è la comprensione di come le modifiche epigenetiche si traducano in effetti fenotipici specifici, data la complessità delle reti di regolazione genica. Inoltre, la reversibilità delle modifiche epigenetiche solleva domande sulla loro stabilità e sul loro ruolo nell'ereditarietà a lungo termine.

Le prospettive future dell'epigenetica sono straordinariamente promettenti. Con l'avanzare della ricerca, potremmo sviluppare terapie epigenetiche personalizzate, progettate per modificare specifici profili di espressione genica. Questo non solo ha il potenziale per trattare malattie complesse ma potrebbe anche aprire la strada a nuovi metodi di prevenzione, consentendoci di ottimizzare l'espressione genica per la salute ottimale lungo tutto l'arco della vita.

In conclusione, l'epigenetica rappresenta un campo dinamico e in espansione che sfida le nostre concezioni tradizionali di genetica ed ereditarietà. Con la sua capacità di integrare l'ambiente, il comportamento e la biologia molecolare, l'epigenetica offre nuove prospettive su come possiamo comprendere e influenzare la salute umana in modi mai pensati prima.

L'epigenetica, come campo di studio, ci fa riflettere profondamente sulla plasticità biologica e sull'interazione tra geni e ambiente. Questa interazione non è semplicemente unidirezionale, ma è piuttosto un dialogo complesso, in cui l'ambiente può modificare l'espressione genica, e queste modifiche possono, a loro volta, influenzare la risposta di un organismo all'ambiente. Questo dialogo dinamico sottolinea l'importanza dell'epigenetica non solo in biologia e medicina ma anche in campi come la psicologia e la sociologia, poiché apre nuove prospettive su come esperienze come lo stress, l'educazione e l'interazione sociale possano avere effetti biologici misurabili.

Impatto dell'Epigenetica sulla Salute Mentale

L'intersezione tra l'epigenetica e la salute mentale è un'area di intensa ricerca. Le modifiche epigenetiche nel cervello sono state collegate a una varietà di condizioni psichiatriche, inclusi la depressione, l'ansia, e i disturbi dello spettro autistico. Ad esempio, studi hanno mostrato che l'esposizione a stress prolungato può causare modifiche epigenetiche che, a loro volta, possono modificare l'espressione genica in aree del cervello coinvolte nella regolazione dell'umore e della risposta allo stress. Queste scoperte suggeriscono che interventi mirati, che includono sia trattamenti farmacologici che cambiamenti nello stile di vita, potrebbero potenzialmente "riprogrammare" queste modifiche epigenetiche, offrendo nuove vie per il trattamento di queste condizioni.

Epigenetica e Adattamento Ambientale

Un aspetto affascinante dell'epigenetica è il suo ruolo nell'adattamento e nella sopravvivenza degli organismi in risposta a cambiamenti ambientali rapidi. Questa capacità di adattamento rapido, mediata da modifiche epigenetiche, sfida il tradizionale paradigma evolutivo basato esclusivamente su mutazioni genetiche e selezione naturale. Per esempio, alcune piante possono subire modifiche epigenetiche in risposta a stress abiotici come la siccità o il freddo, che poi le rendono più resistenti a questi stress in futuro. Queste modifiche epigenetiche possono persino essere trasmesse alla progenie, fornendo una forma di memoria ambientale che può aiutare le future generazioni a sopravvivere in condizioni simili.

Ruolo dell'Epigenetica nella Regolazione Genica

Uno dei principali compiti dell'epigenetica è regolare l'accesso ai geni. Questa regolazione è cruciale durante lo sviluppo, permettendo a cellule con lo stesso DNA di differenziarsi in tipi cellulari con funzioni molto diverse. Ad esempio, mentre le cellule della pelle e quelle del cervello contengono lo stesso genoma, le modifiche epigenetiche silenziano specifici geni in ciascun tipo cellulare, assicurando che solo i geni rilevanti siano espressi. Questo meccanismo di regolazione permette una diversificazione funzionale cruciale per il corretto sviluppo e funzionamento di un organismo complesso.

Epigenetica e Terapia Genica

L'avvento della terapia genica ha aperto nuove possibilità per trattare e potenzialmente curare malattie genetiche. Tuttavia, l'integrazione dell'epigenetica in questo campo offre ulteriori strati di complessità e opportunità. Ad esempio, modificare l'espressione genica senza cambiare il DNA stesso tramite approcci epigenetici potrebbe offrire un metodo più sicuro e reversibile per correggere disfunzioni genetiche. Gli interventi epigenetici potrebbero essere utilizzati per "accendere" o "spegnere" geni specifici, offrendo trattamenti personalizzati basati sul profilo epigenetico individuale di un paziente.

Sfide nella Ricerca Epigenetica

Nonostante l'enorme potenziale dell'epigenetica, ci sono significative sfide tecniche e concettuali da superare. Una delle principali sfide è la complessità intrinseca dell'epigenoma, che varia notevolmente tra i diversi tipi di cellule e anche tra le cellule dello stesso tipo. Inoltre, mentre la tecnologia per studiare l'epigenetica si è notevolmente evoluta, rimane la necessità di sviluppare metodi più precisi e meno invasivi per analizzare le modifiche epigenetiche in vivo. Questo è particolarmente rilevante per studi longitudinali sull'uomo, dove monitorare le modifiche epigenetiche nel tempo potrebbe fornire preziose intuizioni sullo sviluppo della malattia e sulla risposta al trattamento.

Prospettive Future

Guardando al futuro, l'epigenetica promette di rivoluzionare la nostra comprensione della biologia e della medicina. Con l'avanzare delle tecniche di sequenziamento e di editing genetico, diventa sempre più fattibile non solo leggere l'epigenoma ma anche scrivere o riscrivere specifiche modifiche epigenetiche. Questo apre la strada a terapie personalizzate e interventi preventivi che potrebbero un giorno permetterci di ottimizzare l'espressione genica per promuovere la salute e prevenire malattie prima che si manifestino. Mentre esploriamo questi nuovi orizzonti, l'epigenetica continua a svelare le complesse interazioni tra i nostri geni, il nostro ambiente e il nostro stile di vita, sottolineando che siamo molto più dei nostri codici genetici.

L'epigenetica si estende ben oltre i confini tradizionali della genetica, toccando ogni aspetto della biologia umana e offrendo intuizioni su come i fattori ambientali e le esperienze di vita modellano il nostro sviluppo, la nostra salute e persino il nostro comportamento. La comprensione di questi meccanismi non solo ha implicazioni per la medicina e la biologia ma apre anche nuove prospettive in campi come la psicologia evolutiva, l'antropologia e la sociologia, offrendo una visione più integrata dell'essere umano.

Epigenetica e Imprinting Genomico

L'imprinting genetico è un fenomeno epigenetico in cui certi geni vengono espressi in un modo parente-specifico. Ciò significa che, a seconda se l'allele specifico proviene dalla madre o dal padre, può essere attivato o silenziato. Questo meccanismo di imprinting è cruciale per lo sviluppo normale e sottolinea l'importanza delle modifiche epigenetiche nella regolazione dell'espressione genica. I disturbi dell'imprinting genetico possono portare a condizioni come la sindrome di Prader-Willi e la sindrome di Angelman, evidenziando come un delicato equilibrio epigenetico sia vitale per la nostra salute.

Epigenetica e Risposta Immunitaria

L'epigenetica svolge un ruolo significativo anche nella modulazione della risposta immunitaria. Le cellule immunitarie, come i linfociti T, subiscono vaste riconfigurazioni epigenetiche durante la loro attivazione, differenziazione e risposta agli antigeni. Queste modifiche permettono una risposta immunitaria rapida e specifica contro gli agenti patogeni, ma possono anche contribuire allo sviluppo di malattie autoimmuni quando non regolate correttamente. Comprendere le dinamiche epigenetiche alla base della risposta immunitaria potrebbe offrire nuovi approcci per trattare queste condizioni, mirando a riequilibrare l'espressione genica nelle cellule immunitarie.

Epigenetica e l'Ambiente Pre-natale

L'ambiente pre-natale ha un impatto profondo sullo sviluppo epigenetico. Studi hanno mostrato che fattori come l'alimentazione materna, lo stress e l'esposizione a sostanze tossiche possono influenzare l'epigenoma del feto, con effetti che si estendono fino all'età adulta. Queste modifiche prenatali possono alterare il rischio di sviluppare malattie metaboliche, cardiovascolari e psichiatriche, sottolineando l'importanza di un ambiente pre-natale sano per il benessere a lungo termine.

Epigenetica, Dieta e Metabolismo

La relazione tra epigenetica, dieta e metabolismo è un altro ambito di intensa ricerca. Specifici componenti dietetici possono agire come "segnali epigenetici", modificando l'espressione di geni coinvolti nel metabolismo energetico, nell'accumulo di grasso e nella risposta all'insulina. Ad esempio, composti presenti in alimenti come il tè verde e i broccoli sono stati studiati per le loro potenziali proprietà epigenetiche antitumorali. Questa interazione tra dieta e epigenoma apre la porta a strategie dietetiche mirate per la prevenzione e il trattamento di malattie metaboliche.

Epigenetica e Invecchiamento

Il ruolo dell'epigenetica nell'invecchiamento è un'area di ricerca particolarmente promettente. Modifiche epigenetiche specifiche, come la metilazione del DNA, sono state associate all'età biologica di un individuo e possono prevedere la longevità e il rischio di sviluppare malattie legate all'età. Interventi mirati a modificare l'epigenoma sono stati proposti come strategie per rallentare il processo di invecchiamento e migliorare la qualità della vita negli anni avanzati.

Sfide Future e Considerazioni Etiche

Mentre esploriamo il potenziale dell'epigenetica, emergono anche questioni etiche e sfide. La possibilità di modificare l'espressione genica solleva domande sulla privacy genetica, il consenso e le potenziali disuguaglianze nell'accesso alle terapie epigenetiche. Inoltre, la natura reversibile e altamente dinamica dell'epigenoma richiede una comprensione più profonda prima che possiamo intervenire con sicurezza.

L'epigenetica, quindi, ci invita a considerare non solo la complessità biologica ma anche le implicazioni sociali, etiche e mediche di come viviamo, interagiamo e ci prendiamo cura della nostra salute. Con ogni nuovo studio e scoperta, l'epigenetica continua a sfidare e ampliare i nostri orizzonti scientifici, promettendo nuove vie per comprendere e migliorare la vita umana.

L'approfondimento dell'epigenetica ci porta a considerare ulteriori dimensioni di questo campo, esplorando come incide su aree della salute e della malattia che prima si pensava fossero esclusivamente governate da fattori genetici fissi. La plasticità dell'espressione genica mediata dall'epigenetica ci fornisce un quadro più dinamico e modulabile della biologia umana, aprendo nuove frontiere nella ricerca e nel trattamento di malattie complesse.

Epigenetica e Riprogrammazione Cellulare

Una delle applicazioni più rivoluzionarie dell'epigenetica è nella riprogrammazione cellulare. La capacità di convertire cellule mature in cellule staminali pluripotenti indotte (iPSC) mediante la modifica di specifici marcatori epigenetici ha rivoluzionato la medicina rigenerativa. Queste cellule possono essere poi differenziate in qualsiasi tipo cellulare, offrendo potenziali terapie per una vasta gamma di malattie, da quelle neurodegenerative a patologie cardiache. La comprensione dei meccanismi epigenetici che guidano la riprogrammazione e la differenziazione cellulare è fondamentale per ottimizzare queste tecniche e minimizzare i rischi di anomalie nel processo.

Interazione tra Microbioma e Epigenoma

Un altro ambito affascinante di studio è l'interazione tra il microbioma umano e l'epigenoma. La comunità di microbi che abita nel nostro corpo, soprattutto nell'intestino, ha un impatto significativo sulla nostra salute, influenzando tutto, dalla digestione alla risposta immunitaria. Recenti ricerche suggeriscono che i prodotti metabolici dei microbi possono influenzare l'espressione genica degli ospiti attraverso meccanismi epigenetici. Questo dialogo tra microbioma e epigenoma apre nuove vie per comprendere come la dieta, gli antibiotici e altri fattori ambientali influenzino la salute umana attraverso modifiche epigenetiche mediate dal microbioma.

Epigenetica e Farmacologia

Nella farmacologia, l'epigenetica offre nuove prospettive per lo sviluppo di farmaci. Molecole che modificano lo stato epigenetico delle cellule, noti come farmaci epigenetici, stanno emergendo come trattamenti promettenti per varie malattie, compresi il cancro e i disturbi psichiatrici. Questi farmaci possono, ad esempio, invertire i pattern anormali di metilazione del DNA o le modificazioni degli istoni associati a geni tumorali, riattivandoli o silenziandoli per inibire la progressione del cancro. La sfida sta nel mirare selettivamente alle cellule malate senza alterare l'espressione genica delle cellule sane, un compito complicato dalla natura ubiquitaria dei meccanismi epigenetici.

Epigenetica e Sport

L'epigenetica ha implicazioni anche nel campo dello sport e dell'attività fisica. Studi hanno mostrato che l'esercizio fisico può indurre modifiche epigenetiche che migliorano la funzione muscolare, la resistenza e il metabolismo. Queste modifiche possono anche avere effetti a lungo termine sulla salute, riducendo il rischio di malattie croniche e migliorando la longevità. Comprendere come l'attività fisica moduli l'epigenoma potrebbe portare allo sviluppo di strategie di allenamento personalizzate, ottimizzate per massimizzare i benefici per la salute attraverso modifiche epigenetiche.

Epigenetica e l'Etica della Modifica Genetica

Mentre l'epigenetica apre nuove possibilità per la prevenzione e il trattamento delle malattie, solleva anche questioni etiche riguardanti la modifica genetica. La capacità di alterare l'espressione genica in modo reversibile offre un'alternativa alle modifiche permanenti al DNA, potenzialmente riducendo alcuni dei rischi associati alla terapia genica. Tuttavia, le implicazioni di lungo termine di queste modifiche, comprese le possibili conseguenze per le generazioni future e le questioni di consenso informato, richiedono un'attenta considerazione etica e normativa.

La ricerca epigenetica continua a svelare la complessità dell'espressione genica e le sue interazioni con l'ambiente, sfidando la nostra comprensione della biologia e offrendo nuove speranze per il futuro della medicina. Mentre avanziamo in questo campo entusiasmante, è vitale procedere con cautela, equilibrando l'innovazione scientifica con la riflessione etica per garantire che i benefici dell'epigenetica siano realizzati in modo responsabile e equo.

La frontiera dell'epigenetica ci ha condotto attraverso un viaggio dalla biologia molecolare all'impiego clinico, dalla teoria evolutiva alle implicazioni etiche, rivelando un panorama di interazioni biologiche precedentemente inesplorate e aprendo nuove strade per l'intervento terapeutico. Questo campo, che studia come l'ambiente e le esperienze di vita modulino l'espressione genica senza alterare la sequenza del

DNA, ha dimostrato che la nostra biologia non è solo determinata dal codice genetico ereditato ma è profondamente influenzata dal contesto in cui viviamo.

Attraverso l'esplorazione dei meccanismi epigenetici, come la metilazione del DNA, le modificazioni degli istoni e l'interferenza dell'RNA, abbiamo scoperto che l'espressione genica può essere finemente regolata da segnali ambientali, nutrizionali, comportamentali e persino psicologici. Questa plasticità epigenetica ci offre una comprensione più sfumata di come lo sviluppo, la salute, la malattia e persino il comportamento umano possano essere influenzati da fattori esterni al genoma.

L'impatto dell'epigenetica si estende oltre la biologia individuale per toccare questioni di salute pubblica, come evidenziato dagli studi sull'imprinting genetico, l'interazione tra microbioma e epigenoma, e l'effetto dell'ambiente prenatale sullo sviluppo futuro. Queste scoperte enfatizzano l'importanza di un approccio olistico alla salute, che consideri non solo l'assistenza medica ma anche le politiche pubbliche volte a migliorare l'ambiente e le condizioni sociali in cui viviamo.

Nel campo della medicina, l'epigenetica sta aprendo nuove frontiere nella prevenzione, diagnosi e trattamento di malattie complesse. La possibilità di "riprogrammare" le cellule per correggere disfunzioni epigenetiche offre una promessa senza precedenti per il trattamento di malattie genetiche, tumori, disturbi neurologici e autoimmuni. Tuttavia, con grande potere viene una grande responsabilità. La manipolazione dell'epigenoma solleva questioni etiche significative riguardanti la sicurezza, il consenso informato, l'equità nell'accesso alle terapie e le implicazioni a lungo termine per gli individui e le loro future generazioni.

Mentre ci avventuriamo ulteriormente in questa nuova era della biologia, è imperativo che la ricerca e l'applicazione delle scoperte epigenetiche procedano con un rigoroso riguardo per l'etica e la giustizia. Ciò richiederà un dialogo continuo tra scienziati, clinici, etici, decisori politici e il pubblico, per garantire che i benefici dell'epigenetica siano accessibili a tutti e utilizzati in modo che rispetti i diritti e la dignità delle persone.

In conclusione, l'epigenetica ci offre un potente strumento per comprendere e intervenire sulla salute umana in modi che erano inimmaginabili solo pochi decenni fa. Tuttavia, la vera promessa dell'epigenetica risiede non solo nella sua capacità di trattare malattie ma anche nella sua potenzialità di informare un approccio più integrato e preventivo alla salute, che tenga conto dell'intera gamma di influenze genetiche, ambientali e sociali. Mentre proseguiamo in questa esplorazione, rimane fondamentale mantenere un equilibrio tra l'innovazione tecnologica e la responsabilità etica, assicurando che il futuro dell'epigenetica sia tanto luminoso quanto equo.

2. Storia dell'Epigenetica: Un'esplorazione storica di come l'epigenetica sia diventata un campo di studio significativo nella scienza moderna.

La storia dell'epigenetica è una narrazione affascinante di come le scoperte scientifiche emergono, spesso gradualmente, attraverso osservazioni, esperimenti e l'unione di diversi filoni di ricerca. Questo racconto non è solo di progressi tecnici e concettuali ma anche di come la nostra comprensione dell'eredità e dell'espressione genetica si è evoluta nel corso del tempo.

Le Origini Concettuali

Il termine "epigenetica" fu coniato negli anni '40 del XX secolo dal biologo scozzese Conrad Waddington. Egli combinò le parole "genetica" e "epigenesi" (un termine classico per lo sviluppo embrionale) per descrivere come lo sviluppo embrionale potesse essere il risultato dell'interazione tra geni e il loro ambiente, conducendo a diversi percorsi di differenziazione cellulare. Tuttavia, al tempo, il concetto era più una speculazione teorica che una realtà scientificamente dimostrata, poiché il meccanismo molecolare sottostante rimaneva oscuro.

L'Era Molecolare

La svolta arrivò con il progresso della biologia molecolare nella seconda metà del XX secolo. La scoperta della doppia elica del DNA da parte di Watson e Crick nel 1953 aprì la strada alla comprensione di come l'informazione genetica potesse essere trasmessa e espressa. Tuttavia, fu solo negli anni '70 e '80 che gli scienziati iniziarono a identificare meccanismi specifici, come la metilazione del DNA e le modificazioni degli istoni, che potrebbero spiegare come l'espressione dei geni potesse essere regolata al di là della sequenza del DNA stesso.

I Primi Evidenze Sperimentali

Le prime evidenze sperimentali di modifiche epigenetiche vennero dagli studi sullo sviluppo delle piante e dagli esperimenti di clonazione animale. Negli anni '90, la clonazione della pecora Dolly dimostrò che il DNA di una cellula adulta potesse essere "riprogrammato" per sviluppare un intero organismo, suggerendo un ruolo significativo per i meccanismi epigenetici nella regolazione dell'espressione genetica. Parallelamente, la ricerca in campo oncologico rivelava che le alterazioni epigenetiche giocavano un ruolo cruciale nello sviluppo e nella progressione del cancro.

L'Espansione e l'Integrazione nel XXI Secolo

Con l'avvento del XXI secolo e il completamento del Progetto Genoma Umano, l'interesse per l'epigenetica esplose. La comprensione che il genoma non era il solo determinante della biologia umana portò a un interesse rinnovato per i meccanismi epigenetici che potessero spiegare la variazione fenotipica, la suscettibilità alle malattie e l'adattamento ambientale. Tecnologie avanzate, come il sequenziamento di nuova generazione, hanno permesso di mappare l'epigenoma umano, rivelando la complessità e la dinamicità delle modifiche epigenetiche.

L'Impatto Oltre la Biologia

La rivelazione che fattori ambientali, come la dieta, lo stress e l'esposizione a sostanze chimiche, possono avere un impatto duraturo sull'espressione genica attraverso meccanismi epigenetici ha avuto un profondo impatto non solo sulla biologia e la medicina ma anche su aree come la psicologia, la nutrizione e la salute pubblica. Questa consapevolezza ha alimentato il dibattito su questioni etiche e sociali, comprese le implicazioni della manipolazione epigenetica e la responsabilità collettiva verso ambienti più sani.

In conclusione, la storia dell'epigenetica è un esempio emblematico di come la scienza si evolva attraverso l'accumulo di conoscenze, la revisione di concetti consolidati e l'adozione di nuove tecnologie. Da un'idea teorica proposta da Waddington a un campo di ricerca vivace e multidisciplinare, l'epigenetica continua a sfidare la nostra comprensione dell'eredità genetica e dell'espressione genica, promettendo nuove scoperte e applicazioni che potrebbero trasformare la salute e la medicina nel XXI secolo.

Mentre la storia dell'epigenetica ci guida attraverso le sue fasi di sviluppo e le sue scoperte chiave, il contesto in cui questa disciplina si è evoluta continua a espandersi, riflettendo i cambiamenti nella nostra comprensione scientifica e nelle tecnologie disponibili.

Questo campo, intrinsecamente interdisciplinare, si è intrecciato con numerosi altri ambiti di ricerca, portando alla luce nuove sfide e opportunità per la scienza moderna.

L'Impatto della Tecnologia sul Progresso dell'Epigenetica

L'accelerazione della ricerca epigenetica nel XXI secolo è stata in gran parte possibile grazie agli avanzamenti tecnologici. Tecniche come la ChIP-sequencing (Chromatin Immunoprecipitation Sequencing) e il bisolfito sequencing hanno reso possibile mappare con precisione modificazioni epigenetiche su scala genomica. Questi strumenti hanno aperto nuove porte alla comprensione di come l'ambiente influenzi direttamente l'espressione genica, portando a un'esplosione di ricerche che collegano modifiche epigenetiche a una vasta gamma di condizioni e tratti, dall'obesità alle malattie mentali.

L'Epigenetica e il Concetto di Plasticità Fenotipica

Uno dei contributi più significativi dell'epigenetica alla biologia è la sua capacità di spiegare la plasticità fenotipica—la capacità di un organismo di modificare il suo fenotipo in risposta a variazioni ambientali. Questo concetto ha fornito un meccanismo biologico per fenomeni precedentemente misteriosi, come l'adattamento rapido delle specie a nuovi ambienti e le differenze fenotipiche tra gemelli monozigoti. L'epigenetica ha quindi ampliato la nostra comprensione dell'evoluzione e dell'adattamento, mostrando come l'ambiente possa lasciare "impronte" biologiche che influenzano non solo un individuo ma anche potenzialmente le generazioni future.

Studio delle Malattie e Terapie Personalizzate

Nel campo della medicina, l'epigenetica ha offerto nuovi modi per comprendere le malattie complesse. La ricerca ha dimostrato che molti disturbi, da quelli cardiovascolari a quelli neurodegenerativi, hanno una forte componente epigenetica. Questo ha stimolato lo sviluppo di terapie personalizzate, mirate a specifiche modifiche epigenetiche. Inoltre, la possibilità di identificare "impronte" epigenetiche legate a specifiche condizioni ha portato allo sviluppo di biomarcatori per la diagnosi precoce e la valutazione del rischio di malattie.

Questioni Etiche e Sociali

Con l'espansione dell'epigenetica, emergono anche questioni etiche e sociali. La conoscenza che l'ambiente, lo stile di vita e persino le esperienze traumatiche possono avere effetti epigenetici trasmissibili solleva domande su responsabilità, giustizia intergenerazionale e il diritto di ogni individuo a un ambiente sano. Questi dibattiti evidenziano la necessità di politiche informate che considerino non solo gli aspetti genetici ma anche l'impatto sociale e ambientale sulla salute umana.

Verso un Futuro Integrato

Guardando al futuro, l'epigenetica si sta dirigendo verso un'integrazione ancora maggiore con altre discipline scientifiche, dalla genomica funzionale all'intelligenza artificiale, per affrontare domande complesse su scala sistemica. La capacità di analizzare grandi set di dati epigenetici in parallelo con informazioni genomiche, trascrittomiche e metabolomiche promette una comprensione più profonda dei sistemi biologici. Questa integrazione, tuttavia, richiede non solo avanzamenti tecnologici ma anche un'evoluzione nel modo in cui pensiamo alla biologia, alla salute e alla malattia—come processi dinamici e interconnessi che riflettono l'interazione continua tra i nostri geni e il mondo intorno a noi.

In conclusione, la storia dell'epigenetica è un viaggio in corso che riflette la nostra crescente comprensione della complessità della vita. Man mano che esploriamo questi nuovi orizzonti, continuiamo a scoprire non solo come i nostri geni determinano chi siamo ma anche come le nostre esperienze e il nostro ambiente modellano, a loro volta, la nostra biologia in modi che erano inimmaginabili solo poche generazioni fa.

L'approfondimento storico dell'epigenetica non si ferma semplicemente alle sue radici e all'evoluzione concettuale; si estende alle sue applicazioni pratiche, al suo impatto sulla comprensione delle malattie, alla sua integrazione con altre discipline scientifiche e alla sua crescente importanza nella società. Man mano che la ricerca in questo campo continua a espandersi, diventa sempre più evidente come l'epigenetica stia ridefinendo le nostre nozioni di ereditarietà, adattabilità e persino identità biologica.

L'Epigenetica nel Contesto della Salute Globale

La ricerca epigenetica ha cominciato a svelare come fattori ambientali globali, come l'inquinamento e il cambiamento climatico, possano avere effetti duraturi sull'espressione genetica delle popolazioni. Questo ha implicazioni profonde per la salute pubblica, suggerendo che le politiche ambientali non influenzano solo la salute attuale delle persone ma possono avere effetti transgenerazionali, modificando l'epigenoma di generazioni future. L'implicazione che condizioni ambientali avverse possano lasciare un'impronta biologica rende l'epigenetica centrale nelle discussioni sulla salute globale e sulla sostenibilità.

Avanzamenti nella Tecnologia Epigenetica

Gli avanzamenti tecnologici continuano a spingere i confini di ciò che è possibile nel campo dell'epigenetica. La recente introduzione di tecniche come la CRISPR/Cas9 per l'editing epigenetico, che consente la modifica mirata di specifiche modificazioni epigenetiche senza alterare la sequenza del DNA, promette di rivoluzionare sia la ricerca di base sia l'applicazione clinica. Queste tecnologie non solo aumentano la nostra capacità di comprendere i complessi meccanismi di regolazione genetica ma aprono anche la strada a nuove strategie terapeutiche per malattie finora incurabili.

L'Epigenetica e l'Evolutiva

L'integrazione dell'epigenetica con la teoria evolutiva sta anche rivelando nuove dimensioni sulla capacità degli organismi di adattarsi rapidamente all'ambiente. La comprensione che le modifiche epigenetiche possono essere acquisite e potenzialmente trasmesse alle generazioni successive offre un nuovo strato di complessità alla teoria dell'evoluzione, suggerendo che l'adattamento può avvenire su scale temporali molto più brevi di quanto precedentemente pensato. Questa prospettiva potrebbe aiutare a spiegare come le popolazioni rispondono rapidamente a pressioni ambientali acute, fornendo una nuova cornice per studiare l'evoluzione in tempo reale.

Sfide e Considerazioni Future

Nonostante i progressi, l'epigenetica si trova di fronte a sfide significative, in particolare riguardo alla comprensione della causalità. Mentre le correlazioni tra specifiche modifiche epigenetiche e condizioni di salute o tratti sono ben documentate, distinguere tra causa ed effetto rimane complesso. Inoltre, la reversibilità delle modifiche epigenetiche solleva questioni sulla stabilità e la durata degli interventi epigenetici, sia in termini di terapia che di modifiche indotte dall'ambiente.

L'Epigenetica nella Società

Infine, l'epigenetica sta diventando sempre più rilevante in contesti sociali e culturali. Il crescente riconoscimento che le esperienze di vita, come lo stress cronico, la dieta e l'esercizio fisico, possono avere effetti biologici misurabili, sta cambiando il modo in cui pensiamo alla salute, alla malattia e alla responsabilità personale. Questo solleva questioni importanti su equità, accesso alle cure e le disparità nella salute che sono influenzate da fattori socio-economici e ambientali. La sfida sta nel navigare queste complesse questioni etiche e sociali mentre ci avvaliamo dell'epigenetica per migliorare la salute e il benessere umani.

In conclusione, l'epigenetica continua a essere un campo dinamico e in rapida evoluzione che promette di rivelare ulteriori segreti sul complesso intreccio tra geni, ambiente e vita. Man mano che approfondiamo la nostra comprensione, ci avviciniamo a nuovi modi di pensare la biologia, la medicina e la nostra interazione con il mondo circostante, sfidando le nostre concezioni tradizionali di ereditarietà e identità biologica.

Mentre il campo dell'epigenetica si espande, continua a tessere complesse interazioni tra diversi ambiti della scienza, spingendoci a ridefinire costantemente il concetto di ereditarietà e la nostra comprensione della vita stessa. Questa continua evoluzione non solo approfondisce il nostro sapere ma sfida anche le nostre concezioni etiche, sociali e mediche, offrendo nuove prospettive su antiche domande.

Epigenetica e Neuroscienze

Uno degli ambiti più promettenti per l'epigenetica è la sua intersezione con le neuroscienze. La ricerca sta iniziando a rivelare come le esperienze di vita, come l'apprendimento, lo stress e il trauma, possano lasciare impronte epigenetiche nel cervello, influenzando la funzione neurale e il comportamento. Questi studi non solo hanno il potenziale di offrire nuove intuizioni su come il cervello si adatta e risponde all'ambiente ma aprono anche la strada a terapie innovative per disturbi psichiatrici e neurologici basate su modifiche epigenetiche.

L'Epigenetica e le Malattie Croniche

L'epigenetica sta anche rivoluzionando il nostro approccio alle malattie croniche, come il diabete, le malattie cardiovascolari e l'obesità. La comprensione che fattori ambientali e comportamentali possono influenzare il rischio di queste malattie attraverso meccanismi epigenetici offre una nuova prospettiva sulla prevenzione e il trattamento. Ad esempio, interventi dietetici e di stile di vita potrebbero essere personalizzati basandosi sul profilo epigenetico individuale, offrendo approcci più efficaci alla gestione delle malattie croniche.

Tecnologie Epigenomiche Avanzate

Parallelamente, lo sviluppo di tecnologie epigenomiche avanzate sta aprendo nuove frontiere nella ricerca. Tecniche come l'editing epigenetico, che permette modifiche precise e reversibili all'epigenoma, stanno diventando strumenti potenti per studiare la funzione genica e per sviluppare terapie mirate. Questi avanzamenti tecnologici non solo ampliano la nostra capacità di manipolare l'epigenoma ma sollevano anche importanti questioni etiche sulla manipolazione del patrimonio genetico.

Epigenetica e Ambiente

Inoltre, l'epigenetica sta approfondendo la nostra comprensione dell'interazione tra geni e ambiente. La consapevolezza che l'esposizione a sostanze chimiche, l'inquinamento e persino i cambiamenti climatici possono avere effetti epigenetici che influenzano la salute attraverso le generazioni mette in evidenza l'importanza di politiche ambientali responsabili. Questi studi sottolineano la necessità di considerare gli effetti a lungo termine dell'esposizione ambientale sulla salute umana e sul benessere delle future generazioni.

Sfide Etiche e di Giustizia Sociale

Man mano che l'epigenetica continua a svelare le complesse relazioni tra ambiente, geni e salute, emergono anche sfide etiche e questioni di giustizia sociale. La possibilità di identificare individui o popolazioni a rischio basandosi su marcatori epigenetici solleva preoccupazioni su privacy, discriminazione e accesso alle cure. Inoltre, la comprensione che le disuguaglianze sociali ed economiche possono tradursi in differenze epigenetiche che influenzano la salute sottolinea l'importanza di affrontare queste disuguaglianze a livello societale.

In conclusione, l'epigenetica si sta affermando come un campo cruciale che promette di trasformare la nostra comprensione della biologia, della medicina e dell'interazione umana con l'ambiente. Man mano che esploriamo questi nuovi territori, dobbiamo essere consapevoli delle implicazioni etiche e sociali delle nostre scoperte, assicurando che i benefici della ricerca epigenetica siano accessibili a tutti e utilizzati in modo responsabile per migliorare la salute e il benessere umani. La storia dell'epigenetica, quindi, è ancora in corso, con ogni nuovo sviluppo che aggiunge un altro strato alla nostra comprensione della vita stessa.

L'esplorazione continua dell'epigenetica svela un tessuto intricato di influenze, che intreccia il codice genetico con l'ambiente, la cultura e persino la storia personale di un individuo. Questa interazione complessa tra geni e ambiente non solo ci fornisce un quadro più ricco della biologia umana ma solleva anche questioni fondamentali su come percepiamo l'identità personale e collettiva, la salute e la malattia.

L'Epigenetica e la Prevenzione delle Malattie

La ricerca epigenetica sta trasformando il concetto di prevenzione, suggerendo che interventi mirati possono potenzialmente "resettare" le modifiche epigenetiche indotte dall'ambiente che contribuiscono allo sviluppo di malattie. Questo approccio preventivo non si limita solo agli interventi medici ma si estende a modifiche dello stile di vita, politiche pubbliche sanitarie e iniziative ambientali. L'idea che possiamo influenzare attivamente il nostro epigenoma apre nuove possibilità per il controllo delle malattie croniche e la promozione della longevità.

L'Epigenetica nella Pianificazione Urbana e Politiche Ambientali

Man mano che capiamo meglio come l'ambiente influenzi l'epigenoma, diventa evidente il ruolo critico delle politiche pubbliche e della pianificazione urbana nel modellare gli ambienti salutari. La progettazione di città che promuovono stili di vita attivi, riducono l'inquinamento e favoriscono l'accesso a cibo sano potrebbe avere effetti profondi sul benessere epigenetico delle popolazioni. Questo approccio olistico alla salute pubblica richiede una collaborazione interdisciplinare tra biologi, urbanisti, politici e comunità.

Epigenetica, Evoluzione e Biodiversità

L'epigenetica sta anche ampliando la nostra comprensione dell'evoluzione, suggerendo che le modifiche epigenetiche possono giocare un ruolo nell'adattamento delle specie agli ambienti in rapido cambiamento. Questa prospettiva ha implicazioni significative per la conservazione della biodiversità, poiché la capacità delle specie di adattarsi attraverso meccanismi epigenetici potrebbe essere cruciale per la loro sopravvivenza in di fronte al cambiamento climatico e alla distruzione degli habitat.

Sfide nella Traduzione della Ricerca Epigenetica

Nonostante il suo enorme potenziale, la traduzione della ricerca epigenetica in applicazioni cliniche pratiche presenta significative sfide. La complessità dei sistemi epigenetici, unita alla difficoltà di distinguere le cause dagli effetti nelle malattie complesse, rende difficile lo sviluppo di trattamenti basati sull'epigenetica. Inoltre, le terapie epigenetiche devono essere altamente personalizzate, richiedendo una comprensione dettagliata del profilo epigenetico individuale e delle sue interazioni con l'ambiente e il genoma.

Implicazioni Etiche e Sociali dell'Epigenetica

L'epigenetica solleva anche questioni etiche e sociali complesse, soprattutto riguardo all'equità e alla privacy. La possibilità di identificare individui a rischio di malattie sulla base di marcatori epigenetici solleva preoccupazioni sulla privacy e sul potenziale abuso di queste informazioni. Allo stesso tempo, le disparità nella salute epigenetica che riflettono le disuguaglianze socio-economiche pongono questioni di giustizia sociale, richiedendo un'attenzione particolare alle politiche sanitarie e ambientali che promuovono l'equità.

Verso un Nuovo Paradigma di Salute e Malattia

Man mano che l'epigenetica continua a svilupparsi, ci spinge verso un nuovo paradigma di salute e malattia, uno che riconosce la complessità delle interazioni tra geni, ambiente e comportamenti. Questo nuovo paradigma richiede un approccio più olistico e personalizzato alla salute, che consideri non solo il background genetico di un individuo ma anche il suo ambiente di vita, le sue esperienze e i suoi comportamenti. L'epigenetica, quindi, non solo allarga i nostri orizzonti scientifici ma ci sfida anche a pensare in modi nuovi e più integrati su cosa significhi vivere una vita sana.

In definitiva, l'epigenetica sta riscrivendo le regole della biologia, offrendo nuove intuizioni su come la vita è regolata e trasmessa. Con ogni nuova scoperta, ci avviciniamo a rispondere a domande fondamentali sulla nostra esistenza, mentre simultaneamente ci confrontiamo con nuove sfide etiche, sociali e mediche. La storia dell'epigenetica è lungi dall'essere conclusa; in effetti, potremmo essere solo all'inizio di questo entusiasmante viaggio scientifico.

La storia e l'evoluzione dell'epigenetica rappresentano un capitolo fondamentale nella narrativa della scienza moderna, illustrando non solo il progresso della nostra comprensione biologica ma anche la crescente consapevolezza dell'interconnettività tra geni, ambiente, e salute. L'epigenetica, con le sue radici nel XX secolo e la sua espansione nel XXI secolo, ha ridefinito il concetto di ereditarietà, introducendo una nuova dimensione di flessibilità e dinamismo nell'espressione genetica che trascende la sequenza del DNA.

Sintesi Storica e Progressi Scientifici

La genesi dell'epigenetica può essere tracciata agli studi pionieristici di Conrad Waddington, che concepì l'idea che l'ambiente potesse influenzare lo sviluppo attraverso un meccanismo che operava "al di sopra" della genetica. Questa visione anticipatrice ha gettato le basi per decenni di ricerca che avrebbero gradualmente svelato i meccanismi molecolari—dalla metilazione del DNA alle modificazioni degli istoni—che consentono all'ambiente di modulare l'espressione dei geni. L'era moderna dell'epigenetica è stata segnata dall'introduzione di tecnologie avanzate di sequenziamento e dalla capacità di esaminare l'epigenoma in dettaglio, portando a una comprensione senza precedenti di come i fattori esterni influenzino la biologia a livello molecolare.

Impatti e Applicazioni

Gli impatti dell'epigenetica si estendono ben oltre il laboratorio. In medicina, la ricerca epigenetica sta aprendo nuove frontiere nel trattamento di malattie complesse, offrendo speranze per terapie personalizzate basate sul profilo epigenetico individuale. Nel campo della salute pubblica, l'epigenetica evidenzia l'importanza di un ambiente salutare, dato che l'esposizione a fattori di rischio può avere effetti duraturi, potenzialmente ereditabili, sull'espressione genica. Anche in psicologia e neuroscienze, l'epigenetica sta fornendo nuove intuizioni su come esperienze come lo stress o l'apprendimento modifichino la funzione cerebrale a livello molecolare.

Sfide Etiche e Sociali

Con il suo rapido sviluppo, l'epigenetica porta con sé importanti questioni etiche e sociali. La capacità di identificare marcatori epigenetici associati a malattie, comportamenti e persino esperienze di vita solleva preoccupazioni sulla privacy, sul consenso e sul potenziale uso improprio di queste informazioni. Inoltre, la comprensione che le condizioni di vita, l'alimentazione e l'esposizione ambientale possono influenzare l'epigenoma pone questioni di giustizia sociale e di equità, richiamando l'attenzione sulla necessità di ridurre le disuguaglianze per promuovere la salute epigenetica delle popolazioni.

Conclusioni e Prospettive Future

La storia dell'epigenetica è un'esemplificazione vivida dell'evoluzione della scienza: una continua espansione delle nostre conoscenze, una crescente comprensione della complessità della vita e un costante rinnovamento delle nostre domande e metodologie di ricerca. Guardando al futuro, l'epigenetica promette di mantenere un ruolo centrale nella biologia e nella medicina, offrendo prospettive uniche su come i geni e l'ambiente interagiscono per plasmare la salute e la malattia.

Tuttavia, mentre ci avventuriamo in questa nuova era di scoperte epigenetiche, è imperativo navigare con cautela, tenendo conto delle implicazioni etiche e sociali delle nostre ricerche. Affrontare le sfide che emergono richiederà un dialogo aperto e collaborativo tra scienziati, professionisti della salute, decisori politici e il pubblico, per garantire che i benefici dell'epigenetica siano accessibili a tutti e utilizzati in modo responsabile.

In definitiva, l'epigenetica ci ricorda che la nostra biologia non è solo scritta nel DNA ma è continuamente modellata dalle nostre esperienze, dall'ambiente in cui viviamo e dalle scelte che facciamo—una visione che non solo amplia il nostro orizzonte scientifico ma arricchisce anche la nostra comprensione della condizione umana.

3. Il DNA e Oltre: Descrizione di come l'epigenetica si distingua dalla genetica classica e l'importanza di questa distinzione.

L'epigenetica rappresenta una frontiera entusiasmante della biologia che esplora come l'ambiente e le esperienze di vita influenzino l'espressione dei nostri geni. Questo campo si distingue dalla genetica classica, che si concentra sulla sequenza del DNA e sulle variazioni genetiche ereditate, offrendo una nuova comprensione di come l'informazione genetica sia regolata e manifestata nelle cellule viventi. La distinzione tra epigenetica e genetica classica risiede non solo nelle metodologie e nei concetti, ma anche nell'implicazione profonda che questa differenza ha per la nostra comprensione della biologia, della salute e della malattia.

La Genetica Classica

La genetica classica si concentra sullo studio dei geni e delle loro funzioni, indagando come l'informazione ereditaria sia trasmessa attraverso le generazioni. Il DNA, con la sua sequenza di quattro basi nucleotidiche, è al centro di questo studio, essendo il depositario del codice genetico che determina le caratteristiche ereditarie di un organismo. Le variazioni in questo codice, o mutazioni, possono portare a diverse tratti o condizioni ereditarie. La genetica classica, quindi, esamina la relazione diretta tra la sequenza del DNA e il fenotipo dell'organismo, ovvero le sue caratteristiche osservabili.

L'Epigenetica: Oltre il DNA

L'epigenetica, invece, si interessa di ciò che accade "al di sopra" del genoma. Questo campo studia le modifiche chimiche del DNA e delle proteine associate (come gli istoni attorno ai quali il DNA si avvolge) che influenzano l'attività dei geni senza alterare la sequenza del DNA stesso. Queste modifiche possono attivare o silenziare l'espressione dei geni in risposta a segnali interni o esterni, consentendo alle cellule di rispondere dinamicamente all'ambiente o a cambiamenti nello stato di sviluppo.

Le principali modifiche epigenetiche includono:

- **Metilazione del DNA**: L'aggiunta di gruppi metilici al DNA che può inibire l'attività genica.

- **Modificazioni degli Istoni**: Cambiamenti chimici nelle proteine istoniche che possono rendere il DNA più o meno accessibile ai fattori di trascrizione.

- **RNA non codificante**: Sequenze di RNA che regolano l'espressione genica senza essere tradotte in proteine.

Importanza della Distinzione

La distinzione tra epigenetica e genetica classica è fondamentale per vari motivi:

1. **Plasticità e Adattamento**: L'epigenetica mostra come gli organismi possano adattarsi rapidamente al loro ambiente attraverso cambiamenti reversibili nell'espressione genica, offrendo una flessibilità che non è spiegabile solo con le mutazioni genetiche.

2. **Ereditarietà Epigenetica**: Alcune modifiche epigenetiche possono essere trasmesse da una generazione all'altra, aggiungendo un ulteriore livello di ereditarietà che va oltre il DNA. Questo può avere implicazioni significative per la comprensione dell'evoluzione e della malattia.

3. **Implicazioni per la Salute e la Malattia**: La ricerca epigenetica ha rivelato che molti disturbi, inclusi il cancro e le malattie cardiovascolari, hanno una forte componente epigenetica. Ciò apre la strada a terapie mirate che modificano specificamente le alterazioni epigenetiche.

4. **Interazione Geni-Ambiente**: L'epigenetica fornisce il meccanismo biologico attraverso cui l'ambiente può influenzare l'espressione genica, evidenziando l'importanza di fattori esterni come la dieta, lo stile di vita e l'esposizione a sostanze chimiche sulla salute.

In conclusione, l'epigenetica amplia la nostra comprensione della genetica, mostrando che l'informazione biologica e la sua espressione sono influenzate da un dialogo continuo tra i geni e il loro contesto. Questa distinzione tra epigenetica e genetica classica non solo arricchisce la nostra conoscenza della biologia ma apre anche nuove prospettive nella prevenzione, diagnosi e trattamento delle malattie, sottolineando l'importanza di un approccio integrato alla salute che consideri tanto i fattori genetici quanto quelli ambientali e comportamentali.

L'epigenetica, distinguendosi dalla genetica classica, ci invita a riconsiderare e ad approfondire la nostra comprensione di come l'espressione genica sia regolata e come questa regolazione possa avere effetti profondi e duraturi sugli organismi. Questo campo di studio non si limita solo a esplorare le dinamiche interne alla cellula ma si estende a indagare come l'ambiente esterno possa influenzare l'attività dei geni, fornendo una connessione vitale tra l'organismo e il suo habitat.

Ruolo dell'Epigenetica nel Sviluppo

Un'area in cui l'epigenetica si distingue significativamente dalla genetica classica è nello sviluppo embrionale. Le modifiche epigenetiche giocano un ruolo cruciale nel dirigere il destino cellulare, permettendo a cellule con lo stesso genoma di differenziarsi in vari tipi cellulari con funzioni diverse. Questo processo è guidato da un complesso equilibrio di fattori epigenetici che attivano o reprimono specifici geni a seconda delle necessità temporali e spaziali dello sviluppo, illustrando come l'epigenetica faciliti l'adattabilità e la specializzazione cellulare.

Implicazioni nella Ricerca sul Cancro

L'importanza dell'epigenetica diventa particolarmente evidente nella ricerca sul cancro. Mentre la genetica classica ha identificato mutazioni specifiche associate a vari tipi di cancro, l'epigenetica ha rivelato come alterazioni nella regolazione dell'espressione genica possano anche contribuire alla tumorigenesi. La metilazione aberrante del DNA e le modificazioni degli istoni possono silenziare i geni soppressori tumorali o attivare geni oncogeni senza cambiamenti nella sequenza del DNA. Questa comprensione apre la porta a terapie epigenetiche mirate che possono ristabilire normali profili di espressione genica nelle cellule tumorali.

Epigenetica e Malattie Ereditarie

Allo stesso modo, l'epigenetica fornisce nuove prospettive sulle malattie ereditarie. Alcune condizioni, precedentemente considerate il risultato esclusivo di mutazioni genetiche, sono ora riconosciute per avere anche componenti epigenetiche significative. Per esempio, le variazioni nel profilo epigenetico possono influenzare l'espressione dei geni coinvolti in malattie metaboliche, cardiovascolari e neurodegenerative, suggerendo che le modifiche dell'ambiente e dello stile di vita potrebbero modificare il rischio o il decorso di queste malattie attraverso meccanismi epigenetici.

La Trasmissione Transgenerazionale delle Modifiche Epigenetiche

Forse uno degli aspetti più intriganti dell'epigenetica è la sua capacità di influenzare le generazioni future. A differenza della genetica classica, dove le informazioni vengono trasmesse esclusivamente attraverso la sequenza del DNA, l'epigenetica introduce il concetto che le esperienze di vita e le esposizioni ambientali possono modificare il modo in cui i geni vengono espressi in progenie successive. Questa trasmissione transgenerazionale di modifiche epigenetiche suggerisce un meccanismo attraverso cui l'ambiente può avere effetti a lungo termine sulla biologia di specie intere, rafforzando l'importanza di uno stile di vita sano e di un ambiente pulito non solo per gli individui ma anche per le loro future generazioni.

Sfide e Potenzialità Future

Mentre l'epigenetica continua a svelare la complessa rete di interazioni tra geni e ambiente, sfida anche i ricercatori a sviluppare nuove tecnologie e approcci per studiare queste modifiche in modo più accurato e dettagliato. La crescente comprensione dell'epigenetica promette non solo nuove terapie e approcci preventivi per le malattie ma anche una più profonda apprezzazione di come la vita stessa possa essere influenzata da, e adattarsi a, l'ambiente circostante.

In sintesi, l'epigenetica rappresenta un ponte vitale tra il nostro patrimonio genetico e il mondo esterno, offrendo una visione olistica di come la biologia sia influenzata da un continuo dialogo tra interno ed esterno. Questa distinzione e integrazione con la genetica classica non solo arricchiscono la nostra comprensione della vita ma aprono anche infinite possibilità per il futuro della medicina, della salute pubblica e della biologia evolutiva.

L'epigenetica, con la sua profonda connessione tra l'ambiente e l'espressione genica, ci invita a esplorare nuovi orizzonti della biologia, offrendo una visione più dinamica e interattiva della vita a livello molecolare. Questa comprensione non solo sfida ma arricchisce la nostra concezione della genetica classica, portando alla luce come fattori esterni modulino profondamente le funzioni biologiche, e aprendo nuove strade per interpretare la salute e la malattia.

L'Epigenetica e la Resilienza Biologica

Una delle implicazioni più affascinanti dell'epigenetica è il suo ruolo nella resilienza biologica, ovvero la capacità di un organismo di adattarsi e prosperare nonostante le sfide ambientali. Le modifiche epigenetiche consentono una risposta rapida e reversibile a queste sfide, sottolineando come l'epigenetica non solo moduli l'espressione genica in risposta immediata ma possa anche contribuire alla capacità di un organismo di anticipare e prepararsi a future esposizioni ambientali. Questo meccanismo di "memoria cellulare" apre nuove prospettive sulla capacità degli organismi di trasmettere esperienze ambientali attraverso generazioni, influenzando la salute e la malattia in contesti evolutivi e di sviluppo.

La Personalizzazione della Medicina

L'epigenetica sta anche rivoluzionando il campo della medicina personalizzata, offrendo strumenti per tailorizzare trattamenti in base al profilo epigenetico individuale. Questo approccio mira a ottimizzare l'efficacia terapeutica, riducendo al contempo il rischio di effetti collaterali, attraverso l'identificazione di biomarcatori epigenetici che possono prevedere la risposta del paziente a specifici farmaci. La capacità di modificare specifiche alterazioni epigenetiche offre la promessa di trattamenti più mirati e meno invasivi per una vasta gamma di malattie, da quelle oncologiche a quelle metaboliche e neurodegenerative.

Impatto sulla Nutrizione e sullo Stile di Vita

Le ricerche epigenetiche stanno anche evidenziando l'importanza della nutrizione e dello stile di vita nelle malattie croniche, dimostrando come diete specifiche e abitudini di vita possano influenzare l'espressione genica attraverso meccanismi epigenetici. Questa connessione sottolinea l'importanza di un approccio olistico alla salute che integri aspetti genetici, epigenetici e ambientali, offrendo una base scientifica per raccomandazioni dietetiche e di stile di vita personalizzate che possano prevenire o mitigare l'impatto di malattie croniche.

L'Epigenetica nell'Ecosistema

L'importanza dell'epigenetica si estende oltre l'individuo, influenzando anche la salute dell'ecosistema. La comprensione di come le specie rispondano a cambiamenti ambientali tramite modifiche epigenetiche è cruciale per la conservazione e la gestione della biodiversità. Inoltre, studi sull'epigenetica delle piante stanno fornendo intuizioni su come migliorare la resilienza delle colture a stress biotici e abiotici, con implicazioni significative per la sicurezza alimentare e l'agricoltura sostenibile.

Sfide e Considerazioni Future

Nonostante il suo enorme potenziale, l'epigenetica presenta anche sfide significative. La complessità e la reversibilità delle modifiche epigenetiche richiedono metodi sofisticati per la loro identificazione, analisi e manipolazione. Inoltre, la natura dinamica dell'epigenoma, che cambia in risposta a numerosi fattori interni ed esterni, complica la distinzione tra cause e correlazioni nelle malattie epigenetiche. Queste sfide sottolineano la necessità di un approccio interdisciplinare che unisca biologia, medicina, tecnologia e etica per navigare il complesso paesaggio dell'epigenetica.

In conclusione, l'epigenetica sta aprendo nuove prospettive su come i geni interagiscono con il loro ambiente, offrendo una comprensione più ricca e matizata della biologia. Mentre continuiamo ad esplorare questo campo dinamico, le sue implicazioni per la salute, la malattia e la società promettono di trasformare la nostra approccio alla biologia e alla medicina nel XXI secolo, spingendoci a riconsiderare non solo come trattiamo le malattie ma anche come possiamo lavorare proattivamente verso una salute ottimale attraverso la nostra vita e l'ambiente in cui viviamo.

Mentre l'epigenetica continua a sfidare e raffinare la nostra comprensione della biologia, essa illumina anche il ruolo cruciale che giocano l'ambiente e le esperienze vissute nel modellare l'espressione genica. Questo approccio allargato offre nuove lenti attraverso cui esaminare la complessità della vita, evidenziando l'interdipendenza tra fattori genetici ed epigenetici e aprendo la porta a rivoluzionarie applicazioni in vari campi.

Epigenetica e Malattie Neurodegenerative

L'epigenetica offre prospettive innovative nel campo delle malattie neurodegenerative come Alzheimer e Parkinson. La ricerca ha dimostrato che modifiche epigenetiche specifiche possono essere associate all'insorgenza e alla progressione di queste malattie, suggerendo che interventi epigenetici potrebbero un giorno rallentare o persino invertire questi disturbi. Il targeting delle alterazioni epigenetiche nel cervello apre nuove vie per la terapia neurodegenerativa,

promettendo trattamenti più efficaci e personalizzati
basati sul profilo epigenetico del paziente.

L'Epigenetica e la Risposta al Cambiamento Climatico

Oltre la medicina, l'epigenetica ha implicazioni
significative per la nostra comprensione della biologia
ambientale e della risposta al cambiamento climatico.
Le piante e gli animali utilizzano meccanismi
epigenetici per adattarsi rapidamente a cambiamenti
ambientali estremi, suggerendo che l'epigenetica gioca
un ruolo fondamentale nell'evoluzione e nella
sopravvivenza delle specie di fronte al cambiamento
climatico. Questa resilienza epigenetica potrebbe
informare strategie di conservazione e gestione delle
risorse naturali, aiutando a salvaguardare la
biodiversità in un mondo in rapida trasformazione.

L'Influenza dell'Epigenetica sulla Salute Pubblica

L'epigenetica ha anche il potenziale di trasformare
l'approccio alla salute pubblica, enfatizzando
l'importanza di un ambiente salutare per la
prevenzione delle malattie. La comprensione che
l'esposizione a inquinanti, cattive abitudini alimentari
e stress possono avere effetti epigenetici ereditabili
mette in evidenza la necessità di politiche pubbliche
che promuovano ambienti salubri e stili di vita sani.
L'epigenetica sostiene l'idea che investire in interventi
preventivi possa ridurre l'incidenza di malattie

croniche, migliorando la salute e il benessere delle future generazioni.

Sfide nella Modellazione e Interpretazione dei Dati Epigenetici

Nonostante il suo potenziale, l'epigenetica presenta sfide significative in termini di modellazione e interpretazione dei dati. La variabilità individuale nell'epigenoma, influenzata da una miriade di fattori genetici, ambientali e di stile di vita, rende difficile disegnare conclusioni definitive sui meccanismi esatti attraverso cui le modifiche epigenetiche influenzano la salute e la malattia. Inoltre, l'epigenetica richiede strumenti analitici avanzati e approcci interdisciplinari per decifrare la complessità delle reti di regolazione genica, sottolineando l'importanza dell'integrazione tra biologia computazionale, genetica, epidemiologia e altre discipline.

Verso un Futuro Epigenetico

Guardando al futuro, l'epigenetica promette di continuare a rivoluzionare il nostro approccio alla biologia e alla medicina, offrendo strumenti per decodificare la complessità dell'espressione genica e le sue interazioni con l'ambiente. Man mano che sviluppiamo una comprensione più profonda e matizata di questi processi, ci avviciniamo a interventi più mirati e personalizzati che potrebbero trasformare il trattamento di una vasta gamma di condizioni, dalla salute mentale alle malattie croniche, e rafforzare le nostre strategie di conservazione ambientale.

In conclusione, l'epigenetica si sta affermando come una chiave cruciale per sbloccare i misteri della vita, offrendo una visione più completa di come l'espressione genica sia influenzata da e interagisca con il mondo che ci circonda. Questa visione allargata non solo amplifica la nostra conoscenza della genetica ma apre anche nuove vie per affrontare alcune delle sfide più pressanti della nostra epoca, dalla salute umana al cambiamento climatico, promettendo un impatto duraturo sulla scienza e sulla società nel suo insieme.

L'epigenetica, al crocevia tra genetica e biologia molecolare, continua a svelare strati di complessità nel modo in cui l'espressione dei geni è influenzata da un'ampia varietà di fattori. Questa profonda interconnessione tra i geni e l'ambiente apre nuovi percorsi per comprendere non solo la salute e la malattia ma anche i sottili meccanismi attraverso i quali gli organismi interagiscono con il loro habitat.

Epigenetica e Invecchiamento

Una delle aree in cui l'epigenetica sta fornendo intuizioni rivoluzionarie è lo studio dell'invecchiamento. Gli scienziati stanno scoprendo che specifiche modifiche epigenetiche si accumulano con l'età, e questi "orologi epigenetici" possono fornire indicazioni sulla salute biologica e la longevità di un individuo oltre a quella prevista dalla sola età cronologica. Questi studi suggeriscono che intervenendo sull'epigenoma potremmo un giorno essere in grado di rallentare alcuni processi di

invecchiamento, aprendo la strada a una vita più lunga
e più sana.

Ambiente e Epigenetica

L'interazione tra ambiente e epigenetica è un altro
ambito di ricerca che continua a espandersi, offrendo
una comprensione più matizzata di come gli elementi
esterni, dalla dieta all'esposizione a sostanze chimiche,
possano lasciare un'impronta duratura sull'espressione
genica. Questa consapevolezza ha implicazioni
significative per la salute pubblica e la politica
ambientale, suggerendo che le azioni intraprese oggi
possono avere effetti epigenetici che si estendono ben
oltre la generazione attuale.

Epigenetica e Salute Mentale

La ricerca sull'epigenetica sta anche illuminando la
complessa interazione tra genetica, ambiente e salute
mentale. Modifiche epigenetiche sono state collegate a
disturbi come la depressione e l'ansia, mostrando come
stress e trauma possano influenzare l'espressione
genica in modo che contribuisca allo sviluppo di questi
disturbi. Questa comprensione apre nuove possibilità
per trattamenti che mirano non solo ai sintomi ma
anche alle cause epigenetiche sottostanti di queste
condizioni.

Epigenetica, Etica e Società

Man mano che l'epigenetica si sviluppa, solleva anche importanti questioni etiche e sociali. La prospettiva di modificare l'epigenoma per prevenire malattie o migliorare determinate capacità solleva domande sui limiti dell'intervento biologico, sulla privacy e sul consenso, e sulle potenziali disuguaglianze che potrebbero emergere dall'accesso a tali tecnologie. È fondamentale che il progresso scientifico in questo campo proceda di pari passo con un'attenta considerazione delle sue implicazioni etiche e sociali.

Verso un'integrazione di Epigenetica e Sistemi Complessi

Infine, l'epigenetica sta guidando la biologia verso un'integrazione più stretta con i sistemi complessi, poiché la regolazione epigenetica dei geni è intrinsecamente connessa a reti di interazione multi-livello che includono influenze genetiche, metaboliche, ambientali e comportamentali. Comprendere come questi sistemi interagiscano richiede un approccio olistico che vada oltre i confini tradizionali della ricerca biomedica, incorporando insight dalla biologia dei sistemi, dall'informatica e dalla scienza dei dati.

L'epigenetica, pertanto, non solo continua a sfidare la nostra comprensione della genetica e della biologia molecolare ma ci spinge anche a considerare in modi nuovi e più complessi come viviamo, interagiamo con il nostro ambiente e ci prendiamo cura della nostra salute. Mentre esploriamo questi intricati percorsi di interazione geni-ambiente, ci avviciniamo a una visione più completa e integrata della vita, una che riconosce l'inestricabile tessuto di connessioni che definiscono la nostra esistenza biologica e la nostra interdipendenza con il mondo vivente.

L'espansione della ricerca epigenetica getta luce su aspetti inesplorati dell'interazione tra geni e ambiente, suggerendo che la nostra biologia è molto più plastica e reattiva di quanto si pensasse in precedenza. Questa plasticità non è confinata solo agli individui ma si estende attraverso le generazioni, offrendo una nuova prospettiva su come le caratteristiche e le predisposizioni possano essere influenzate da fattori ben oltre la sequenza nucleotidica.

Epigenetica e Adattamento Evolutivo

La ricerca sull'epigenetica sta rivoluzionando la nostra comprensione dell'adattamento evolutivo. Le modifiche epigenetiche, essendo reversibili e sensibili all'ambiente, possono consentire agli organismi di adattarsi rapidamente a nuovi contesti ambientali. Questi cambiamenti, se conferiti alla prole, potrebbero offrire vantaggi evolutivi senza richiedere lunghe scale temporali tipiche delle mutazioni genetiche. L'epigenetica quindi fornisce un meccanismo supplementare di evoluzione, uno che funziona in tandem con, piuttosto che in opposizione a, la selezione naturale basata su mutazioni genetiche.

Epigenetica e lo Sviluppo Precoce

Studi recenti sull'epigenetica hanno evidenziato il suo ruolo critico nello sviluppo precoce, mostrando come le condizioni ambientali e materni durante la gravidanza possano avere impatti duraturi sull'espressione genica del bambino. Questa "programmazione" epigenetica precoce può influenzare la suscettibilità a malattie, le capacità cognitive e persino i tratti comportamentali anni dopo la nascita. Tali scoperte sottolineano l'importanza di un ambiente prenatale salutare e possono guidare lo sviluppo di strategie preventive per migliorare la salute durante tutto l'arco della vita.

Dialogo tra Epigenetica e Ambiente Sociale

L'epigenetica sta anche approfondendo la nostra comprensione di come l'ambiente sociale influenzi la biologia. Studi su come lo stress, le esperienze traumatiche e le dinamiche familiari si riflettano in modifiche epigenetiche rivelano un dialogo bidirezionale tra la nostra biologia e il nostro contesto sociale. Questo legame biologico-sociale sottolinea come fattori psicosociali non siano semplicemente contestuali ma si intreccino profondamente con la nostra fisiologia, potenzialmente modellando espressioni geniche e, di conseguenza, la salute.

Tecnologie Epigenetiche Innovative

Il progresso nelle tecnologie epigenetiche sta aprendo nuove possibilità per la diagnosi precoce e il trattamento di malattie. L'editing epigenetico, ad esempio, promette di correggere disfunzioni specifiche nell'espressione genica senza modificare il DNA stesso, offrendo un'alternativa più sicura e potenzialmente reversibile rispetto all'editing genetico tradizionale. Queste tecnologie non solo migliorano la nostra capacità di intervenire in modo preciso ma sollevano anche questioni importanti riguardo l'etica e l'applicabilità clinica di tali interventi.

Un Futuro Epigenetico Integrato

Man mano che l'epigenetica si intreccia con altri campi della scienza, come l'informatica e l'intelligenza artificiale, emerge un futuro in cui la comprensione e la manipolazione dell'epigenoma diventano parte integrante della biomedicina. Questa integrazione promette non solo nuovi trattamenti ma anche una visione più olistica della salute, che considera l'individuo all'interno del suo ambiente in tutte le sue dimensioni: fisica, sociale e ambientale.

In conclusione, l'epigenetica sta spingendo i confini della scienza oltre la tradizionale dicotomia geni-ambiente, verso un paradigma in cui la dinamica interazione tra questi fattori è fondamentale per comprendere la vita stessa. Questo campo continua a rivelare la complessa rete di influenze che modellano l'espressione genica, promettendo non solo avanzamenti nella medicina ma anche una profonda riflessione su come viviamo e interagiamo con il mondo intorno a noi. L'impatto dell'epigenetica si estenderà sicuramente negli anni a venire, sfidandoci a riconsiderare e riformulare le nostre concezioni più basilari sulla biologia, la salute e la malattia.

L'approfondimento nell'ambito dell'epigenetica ci porta a esplorare ulteriormente come questo campo influenzi la nostra comprensione della plasticità biologica e della trasmissione intergenerazionale delle informazioni genetiche. Questo viaggio nella biologia molecolare rivela un panorama in cui l'ambiente e il genoma dialogano costantemente, modellando l'espressione genica e, di conseguenza, le funzioni cellulari in modi precedentemente inimmaginabili.

L'epigenetica e la Riparazione del DNA

Recenti studi hanno iniziato a svelare il ruolo dell'epigenetica nella riparazione del DNA, illustrando come le modifiche epigenetiche possano influenzare la capacità di una cellula di correggere i danni al DNA. Questo processo è cruciale per mantenere l'integrità genetica e prevenire lo sviluppo di malattie, come il cancro. Le modifiche epigenetiche possono regolare l'accessibilità delle macchine di riparazione del DNA ai siti danneggiati, suggerendo che l'epigenetica non solo modula l'espressione genica ma gioca anche un ruolo attivo nel mantenimento della stabilità genomica.

Epigenetica, Metabolismo e Malattie Metaboliche

L'interazione tra l'epigenetica e il metabolismo apre nuove prospettive sulle malattie metaboliche. Modifiche epigenetiche possono essere sia causa che conseguenza di disfunzioni metaboliche, implicando un ciclo di feedback che lega il metabolismo cellulare all'espressione genica. Per esempio, il metabolismo alterato nei diabetici può portare a modifiche epigenetiche che, a loro volta, influenzano ulteriormente l'espressione di geni coinvolti nel metabolismo del glucosio. Questo ciclo di interazione sottolinea il potenziale dell'epigenetica nel modulare e, potenzialmente, nel correggere disordini metabolici attraverso interventi mirati.

L'ambiente Sociale e l'Epigenetica

Oltre agli aspetti biologici e ambientali, l'epigenetica ci fa anche riflettere sull'impatto dell'ambiente sociale sull'espressione genica. Studi hanno dimostrato che fattori sociali, come il sostegno familiare, lo stress sociale e le condizioni socioeconomiche, possono lasciare impronte epigenetiche che influenzano la salute mentale e fisica. Questi studi enfatizzano l'importanza di considerare gli aspetti sociali e ambientali nella prevenzione e nel trattamento delle malattie, promuovendo un approccio alla salute che integra dimensioni biologiche, psicologiche e sociali.

La Frontiera dell'Editing Epigenetico

L'avvento dell'editing epigenetico sta aprendo nuove frontiere nella medicina personalizzata, offrendo la possibilità di modificare specifiche configurazioni epigenetiche senza alterare la sequenza del DNA. Questa tecnologia ha il potenziale di rivoluzionare il trattamento di una vasta gamma di malattie, consentendo interventi precisi per riattivare geni soppressori tumorali, correggere disfunzioni metaboliche o modulare risposte immunitarie. Tuttavia, l'editing epigenetico richiede anche una comprensione approfondita dei complessi network epigenetici per evitare effetti indesiderati, sottolineando la necessità di ricerche ulteriori in questo campo dinamico.

Sfide e Opportunità Future

Mentre l'epigenetica continua a sfidare le nostre concezioni tradizionali di genetica e ereditarietà, presenta anche sfide uniche in termini di interpretazione dei dati, etica e applicazioni cliniche. La variabilità individuale e l'influenza di numerosi fattori ambientali richiedono approcci sofisticati per decifrare le complesse relazioni tra modifiche epigenetiche e fenotipi. Inoltre, l'implicazione di modifiche epigenetiche ereditabili solleva questioni etiche significative riguardanti la privacy, il consenso e le implicazioni a lungo termine degli interventi epigenetici.

In conclusione, l'epigenetica sta allargando il nostro orizzonte scientifico, rivelando un intricato mondo di regolazione genica che interseca biologia, ambiente, società e tecnologia. Questo campo promette non solo di arricchire la nostra comprensione della vita ma anche di guidare l'innovazione in medicina, salute pubblica e oltre, affrontando alcune delle sfide più pressanti della nostra epoca con nuove strumentazioni e prospettive.

L'epigenetica rappresenta una svolta paradigmatica nella nostra comprensione della biologia, estendendo la nostra percezione della genetica ben oltre la semplice sequenza del DNA per abbracciare l'ampio spettro delle interazioni geni-ambiente. Distinguendosi dalla genetica classica, l'epigenetica illumina i meccanismi attraverso i quali l'ambiente, le esperienze di vita e persino le condizioni sociali possono influenzare l'espressione genica senza alterare la sequenza del DNA stesso. Questa capacità di modificare l'attività genica, aggiungendo un ulteriore livello di regolazione e adattabilità, sottolinea una complessità biologica che era in gran parte non riconosciuta nei modelli genetici precedenti.

Implicazioni Profonde per la Salute e la Malattia

La distinzione tra epigenetica e genetica classica ha implicazioni profonde per la comprensione e il trattamento delle malattie. L'epigenetica ha aperto nuove vie nella ricerca sul cancro, nelle malattie neurodegenerative, nei disturbi metabolici e oltre, rivelando come modifiche reversibili nell'espressione genica possano contribuire allo sviluppo di queste condizioni. Le terapie epigenetiche, che mirano a correggere specifiche disfunzioni nell'espressione genica, offrono la promessa di trattamenti più mirati e personalizzati, segnando una nuova era nella medicina personalizzata.

Una Nuova Comprensione dell'Ereditarietà

Forse uno degli aspetti più rivoluzionari dell'epigenetica è la sua capacità di influenzare l'ereditarietà, offrendo una prospettiva più ampia su come le caratteristiche e le predisposizioni siano trasmesse attraverso le generazioni. Questo concetto di ereditarietà epigenetica sfida la nostra comprensione tradizionale dell'ereditarietà basata esclusivamente sul DNA, suggerendo che le esperienze e l'ambiente possono lasciare un'impronta biologica che influisce sulla prole. Tale comprensione ha il potenziale di trasformare l'approccio alla prevenzione e al trattamento delle malattie, evidenziando l'importanza di un ambiente salutare e di uno stile di vita sano non solo per gli individui ma anche per le generazioni future.

Etica e Considerazioni Sociali

L'avanzamento della ricerca epigenetica solleva anche questioni etiche e sociali importanti, dalla privacy e il consenso informato alle implicazioni delle terapie epigenetiche e della diagnosi precoce basata su marcatori epigenetici. Inoltre, la consapevolezza dell'impatto dell'ambiente e delle condizioni sociali sull'espressione genica richiede una riflessione su come le disuguaglianze sociali possano tradursi in disuguaglianze in termini di salute epigenetica, sollevando questioni di giustizia sociale e accesso alle cure.

Verso un Futuro Integrato

Guardando al futuro, l'epigenetica promette di continuare a riscrivere il nostro approccio alla biologia, alla medicina e alla salute pubblica. Man mano che esploriamo i meccanismi epigenetici con tecnologie sempre più avanzate e approcci interdisciplinari, ci avviciniamo a una comprensione più completa di come l'ambiente, il comportamento e i geni interagiscano per modellare la salute e la malattia. Questo futuro integrato richiederà non solo avanzamenti scientifici ma anche un'attenta considerazione delle implicazioni etiche, sociali e politiche dell'epigenetica, garantendo che i benefici di questa ricerca rivoluzionaria siano accessibili a tutti e utilizzati in modo responsabile.

In sintesi, l'epigenetica, con la sua enfasi sulle dinamiche complesse tra geni e ambiente, non solo amplia il nostro orizzonte scientifico ma ci sfida anche a pensare in modo nuovo e più olistico alla salute umana. Mentre continuiamo a decifrare il codice epigenetico, ci avventuriamo in un'era di possibilità biomediche senza precedenti, arricchendo la nostra comprensione della vita stessa e aprendo la strada a innovazioni che potrebbero trasformare radicalmente il modo in cui preveniamo, diagnosticamo e trattiamo le malattie.

4. Meccanismi Epigenetici: Una panoramica dettagliata dei meccanismi epigenetici chiave, inclusi la metilazione del DNA, le modificazioni degli istoni e il RNA non codificante.

I meccanismi epigenetici rappresentano i modi attraverso i quali le cellule regolano l'espressione genica senza alterare la sequenza di DNA sottostante. Questi meccanismi sono fondamentali per una serie di processi biologici, tra cui lo sviluppo embrionale, la differenziazione cellulare e la risposta agli stimoli ambientali. Tre dei principali meccanismi epigenetici sono la metilazione del DNA, le modificazioni degli istoni e l'azione del RNA non codificante.

Metilazione del DNA

La metilazione del DNA è uno dei meccanismi epigenetici più studiati ed è fondamentale per il silenziamento genico. Questo processo coinvolge l'aggiunta di gruppi metilici (CH_3) alle citosine del DNA, in particolare nelle regioni ricche di coppie di basi citosina e guanina, note come isole CpG. Quando queste isole CpG nelle regioni promotrici dei geni vengono metilate, l'espressione del gene sottostante è tipicamente repressa. La metilazione del DNA gioca un ruolo cruciale nello sviluppo normale, nella regolazione genica e nella stabilità del genoma, ma può anche contribuire allo sviluppo di malattie come il cancro quando i pattern di metilazione diventano anormali.

Modificazioni degli Istoni

Gli istoni sono proteine intorno alle quali il DNA si avvolge, formando una struttura compatta nota come nucleosoma. Le modificazioni post-traduzionali degli istoni, come l'acetilazione, la metilazione, la fosforilazione e l'ubiquitinazione, possono influenzare la struttura della cromatina e quindi regolare l'accesso del macchinario trascrizionale al DNA. Ad esempio, l'acetilazione degli istoni generalmente rende la cromatina meno compatta, promuovendo l'espressione genica, mentre la metilazione può avere effetti variabili sull'espressione genica a seconda della posizione e del contesto specifico della modifica. Queste modificazioni degli istoni possono servire come segnali che dirigono l'attivazione o la repressione genica, svolgendo un ruolo critico in numerosi processi cellulari.

RNA Non Codificante

Il RNA non codificante (ncRNA) è una classe di RNA che, a differenza dell'mRNA, non codifica per proteine ma svolge comunque ruoli essenziali nella regolazione genica. Vari tipi di ncRNA, inclusi microRNA (miRNA), small interfering RNA (siRNA) e long non-coding RNA (lncRNA), partecipano alla regolazione epigenetica modulando la stabilità dell'mRNA, la trascrizione genica e la struttura della cromatina. I miRNA, ad esempio, possono legarsi agli mRNA bersaglio e inibirne la traduzione o promuoverne la degradazione, influenzando così l'espressione genica. I lncRNA possono regolare l'espressione genica attraverso vari meccanismi, inclusa la modifica della struttura della cromatina o l'agire come ceppi competitivi che sequestrano i miRNA.

Interconnessioni e Implicazioni

Questi meccanismi epigenetici non agiscono in isolamento ma sono interconnessi in reti complesse che regolano finemente l'espressione genica in risposta a segnali interni ed esterni. Le alterazioni in questi processi epigenetici possono portare a espressioni geniche inappropriate e sono state associate a una varietà di malattie, tra cui disturbi neurologici, malattie metaboliche e cancro. La comprensione dei meccanismi epigenetici non solo arricchisce la nostra conoscenza della biologia fondamentale ma offre anche nuove opportunità per diagnosi, prevenzione e terapie mirate per molte malattie.

In conclusione, l'epigenetica fornisce un livello sofisticato di regolazione genica che è essenziale per il normale sviluppo e funzionamento delle cellule, oltre a giocare un ruolo chiave nella patogenesi delle malattie. Continuando a decifrare i complessi meccanismi epigenetici, possiamo aspettarci di scoprire nuovi percorsi per trattamenti innovativi e strategie preventive nelle sfide biomediche del futuro.

L'approfondimento dei meccanismi epigenetici svela un universo di regolazione genica che è tanto complesso quanto dinamico. Questi meccanismi non solo modulano l'espressione genica in risposta a cambiamenti interni ed esterni ma influenzano anche processi biologici critici che vanno dalla determinazione del destino cellulare alla plasticità neurale. L'interazione tra metilazione del DNA, modificazioni degli istoni e RNA non codificante è al centro di un intricato sistema di controllo che permette agli organismi di adattarsi e rispondere all'ambiente circostante.

Istoni e Architettura della Cromatina

Oltre alle modificazioni post-traduzionali già menzionate, è importante notare come le variazioni nell'architettura della cromatina possano influenzare l'accessibilità del DNA e, di conseguenza, la trascrizione genica. Le alterazioni nella compattazione della cromatina possono essere mediate da modificatori della cromatina che rimodellano i nucleosomi, spostandoli lungo il DNA o rimuovendoli completamente da specifiche regioni geniche. Questo rimodellamento della cromatina è fondamentale per consentire o impedire l'accesso ai fattori trascrizionali e alle RNA polimerasi, orchestrando finemente l'espressione genica in specifici contesti temporali e spaziali.

RNA non Codificante e Regolazione Cromatinica

La complessità della regolazione epigenetica è ulteriormente amplificata dall'interazione tra RNA non codificante e la cromatina. Alcuni lncRNA hanno la capacità di reclutare complessi di modifica della cromatina a specifici siti genici, facilitando così modificazioni epigenetiche localizzate che possono promuovere o reprimere l'espressione genica. Questi RNA agiscono quindi come guide molecolari, indirizzando l'attività enzimatica di modifica della cromatina in precise regioni genomiche, e illustrando un meccanismo attraverso il quale l'informazione trascrizionale e strutturale può essere integrata.

Implicazioni della Metilazione del DNA Oltre la Regolazione Genica

Mentre la metilazione del DNA è ben nota per il suo ruolo nel silenziamento genico, recenti studi hanno iniziato a svelare funzioni più ampie per questo meccanismo epigenetico. Ad esempio, variazioni nel pattern di metilazione del DNA possono influenzare la struttura tridimensionale del genoma, facilitando o impedendo interazioni fisiche tra regioni genomiche distanti che sono cruciali per l'espressione genica coordinata. Questo suggerisce che la metilazione del DNA può servire non solo come interruttore genico ma anche come architetto genomico, contribuendo alla configurazione spaziale del genoma.

Dinamiche Epigenetiche e Memoria Cellulare

Un aspetto fondamentale dei meccanismi epigenetici è la loro capacità di conferire memoria cellulare, permettendo alle cellule di "ricordare" stati di attivazione o repressione genica attraverso divisioni cellulari. Questo è particolarmente evidente durante lo sviluppo e la differenziazione cellulare, dove pattern epigenetici ereditati garantiscono che l'identità cellulare sia mantenuta. Questi meccanismi di memoria epigenetica sono essenziali per la funzione tissutale e l'omeostasi ma, quando diventano difettosi, possono contribuire allo sviluppo di malattie.

Sfide nel Decifrare il Codice Epigenetico

Nonostante i progressi nella comprensione dei meccanismi epigenetici, rimangono significative sfide nel decifrare completamente il "codice epigenetico" — l'insieme di regole che determinano come le modifiche epigenetiche influenzino l'espressione genica in diversi contesti. La complessità e la reversibilità delle modifiche epigenetiche, insieme alla loro variazione tra differenti tipi cellulari e condizioni ambientali, richiedono approcci innovativi e multidisciplinari per mappare e interpretare il paesaggio epigenetico.

In sintesi, i meccanismi epigenetici rappresentano un sistema sofisticato di regolazione genica che è fondamentale per la vita. Man mano che continuiamo a esplorare questo territorio complesso, emergono nuove domande e possibilità, spingendoci verso una comprensione più profonda di come l'informazione genetica sia modulata in risposta all'ambiente e alle esigenze fisiologiche. Questa ricerca non solo arricchisce la nostra conoscenza della biologia fondamentale ma apre anche la strada a nuove strategie terapeutiche per una vasta gamma di malattie.

Approfondendo ulteriormente i meccanismi epigenetici, emergono dettagli ancora più sfumati che rivelano l'immensa complessità della regolazione genica e l'interazione tra genoma e ambiente. Questa esplorazione non si limita a un mero interesse accademico; essa apre la porta a potenziali applicazioni rivoluzionarie in medicina, agricoltura e biotecnologia, riflettendo l'interconnessione intrinseca tra la vita su scala molecolare e gli ecosistemi più ampi.

Plasticità Epigenetica e Stress Ambientale

L'epigenetica gioca un ruolo cruciale nella risposta degli organismi allo stress ambientale. La plasticità epigenetica permette alle piante e agli animali di modificare rapidamente l'espressione genica in risposta a condizioni ambientali sfavorevoli, come la siccità, il freddo, o la presenza di sostanze tossiche. Queste risposte adattative possono includere l'attivazione di vie di segnalazione dello stress e la modulazione dell'attività dei geni coinvolti nella tolleranza allo stress, dimostrando come l'epigenetica medii l'interazione dinamica tra gli organismi e il loro ambiente.

L'Epigenetica e l'Imprinting Genomico

L'imprinting genomico è un fenomeno epigenetico mediante il quale certi geni vengono espressi in modo parente-specifico, cioè solo l'allele ereditato da uno dei due genitori viene espresso mentre l'altro viene silenziato. Questo processo è regolato da marcatori epigenetici che controllano l'espressione genica senza alterare la sequenza del DNA. L'imprinting genomico è fondamentale per lo sviluppo normale e la regolazione del metabolismo, e anomalie in questo processo sono state associate a diverse malattie genetiche e sindromi, come la sindrome di Prader-Willi e la sindrome di Angelman.

Epigenetica e l'Orizzonte Temporale Evolutivo

La capacità dell'epigenetica di influenzare la trasmissione di caratteristiche attraverso le generazioni pone interrogativi affascinanti sull'orizzonte temporale dell'evoluzione. La trasmissione transgenerazionale di modifiche epigenetiche potrebbe fornire un meccanismo per gli organismi di "memorizzare" le risposte adattative a condizioni ambientali, accelerando potenzialmente l'adattamento evolutivo in ambienti in rapido cambiamento. Questo concetto sfida e arricchisce le nostre concezioni tradizionali dell'evoluzione, suggerendo un ruolo complementare dell'epigenetica nella dinamica evolutiva.

L'Epigenetica nelle Terapie Personalizzate

Nel campo della medicina, l'epigenetica sta guidando l'avanzamento delle terapie personalizzate, consentendo trattamenti che sono sartorialmente adattati non solo al profilo genetico ma anche al profilo epigenetico del paziente. La comprensione dei modelli epigenetici associati a specifiche malattie sta portando allo sviluppo di farmaci epigenetici che mirano a modificare questi modelli per trattare il cancro, i disturbi psichiatrici, e altre malattie. Questo approccio tiene conto della complessità dell'espressione genica e delle sue modificazioni, promettendo interventi più efficaci e con minori effetti collaterali.

Sfide nel Decifrare la Complessità Epigenetica

Nonostante i progressi, decifrare la complessità epigenetica rimane una sfida imponente. La mappatura precisa dei marcatori epigenetici, la comprensione del loro impatto funzionale sull'espressione genica e la distinzione tra cause ed effetti richiedono strumenti analitici avanzati e modelli computazionali sofisticati. Inoltre, l'interazione tra diversi livelli di regolazione epigenetica e genetica aggiunge ulteriori livelli di complessità che devono essere integrati per ottenere una comprensione olistica della regolazione genica.

In conclusione, i meccanismi epigenetici offrono una finestra unica sulla dinamica vita genetica, rivelando come l'espressione genica sia influenzata da un intreccio di fattori interni ed esterni. Questa comprensione non solo arricchisce la nostra conoscenza della biologia fondamentale ma apre anche nuove frontiere nella medicina, nella biotecnologia e nella scienza ambientale, promettendo soluzioni innovative ai problemi complessi che affrontiamo. Man mano che continuiamo ad esplorare e a comprendere meglio l'epigenetica, ci avviciniamo a svelare i segreti della vita stessa, con la promessa di trasformare radicalmente il nostro approccio alla salute e alla malattia nel mondo moderno.

L'ulteriore esplorazione dell'epigenetica ci porta a considerare come questo campo incroci gli ambiti della

ricerca biologica, influenzando e essendo influenzato
da altri meccanismi biologici in modi che stiamo solo
cominciando a comprendere. L'intreccio di queste vie
regolatorie sottolinea la complessità della vita a livello
molecolare e offre prospettive affascinanti su potenziali
applicazioni future.

Epigenetica e Sistema Immunitario

L'interazione tra l'epigenetica e il sistema immunitario
è un esempio di come i meccanismi epigenetici
influenzino risposte biologiche complesse. Le cellule
immunitarie, come i linfociti T, subiscono profonde
riconfigurazioni epigenetiche durante il loro sviluppo e
attivazione. Questi cambiamenti epigenetici non solo
determinano la specializzazione funzionale delle cellule
immunitarie ma anche la loro capacità di ricordare
incontri precedenti con antigeni specifici, una base per
l'immunità adattativa. Pertanto, l'epigenetica svolge un
ruolo cruciale nella regolazione della risposta
immunitaria e nella memoria immunitaria, con
implicazioni significative per la vaccinazione, le
malattie autoimmuni e la terapia contro il cancro.

Epigenetica e Ambiente

La profonda interazione tra l'epigenetica e l'ambiente
estende la nostra comprensione di come fattori esterni
come l'alimentazione, l'esercizio fisico, lo stress e
l'esposizione a sostanze chimiche possano modulare
l'espressione genica. Queste influenze ambientali
possono indurre modifiche epigenetiche che, a loro
volta, influenzano il rischio e la progressione di

malattie. La comprensione di queste dinamiche apre nuove vie per strategie preventive e terapeutiche che considerano non solo l'intervento farmacologico ma anche modifiche allo stile di vita e all'ambiente.

Epigenetica e Neuroscienze

L'epigenetica sta anche illuminando la comprensione dei processi neurobiologici, mostrando come esperienze di vita come l'apprendimento, la memoria e lo stress modulino l'espressione genica nel cervello attraverso modifiche epigenetiche. Queste scoperte suggeriscono che l'epigenetica contribuisca alla plasticità neurale e abbia implicazioni per disturbi neurologici e psichiatrici. La capacità di modulare specifiche modifiche epigenetiche nel cervello apre nuove possibilità per trattare disturbi come la depressione, l'ansia e il disturbo da stress post-traumatico.

Epigenetica e Invecchiamento

Il ruolo dell'epigenetica nel processo di invecchiamento è un altro campo di intensa ricerca. Le modifiche epigenetiche, come la variazione dei pattern di metilazione del DNA, sono state associate all'età e alla longevità. La decodifica di questi pattern epigenetici legati all'invecchiamento potrebbe portare allo sviluppo di biomarcatori per il monitoraggio dell'invecchiamento biologico e a interventi mirati per promuovere un invecchiamento sano e potenzialmente estendere la longevità.

Sfide Tecniche e Metodologiche

Nonostante i progressi, rimangono sfide tecniche e metodologiche nell'analisi e nell'interpretazione dei dati epigenetici. La natura dinamica e contestuale delle modifiche epigenetiche richiede metodi altamente sensibili e specifici per il loro rilevamento e quantificazione. Inoltre, la necessità di integrare dati epigenetici con informazioni genetiche, trascrittomiche e proteomiche per ottenere una comprensione olistica dei processi biologici sottolinea l'importanza di approcci interdisciplinari e di big data nella ricerca epigenetica.

In conclusione, l'epigenetica rappresenta una frontiera dinamica della biologia moderna, offrendo nuove prospettive su come i geni interagiscono con l'ambiente e influenzano la salute e la malattia. Mentre continuiamo a esplorare questo campo, ci avviciniamo a una comprensione più profonda e integrata dei sistemi biologici, con la promessa di trasformare la medicina, la salute pubblica e oltre. L'avanzamento nella ricerca epigenetica richiederà non solo innovazione tecnologica ma anche un'attenta considerazione delle implicazioni etiche e sociali di queste scoperte, assicurando che i benefici della scienza epigenetica siano accessibili e applicati responsabilmente per il miglioramento della società nel suo insieme.

Mentre l'epigenetica continua a sfidare e ampliare i confini della nostra comprensione biologica, l'esplorazione di questo campo rivela continuamente nuove dimensioni di come l'ambiente, la biologia e la genetica si intreccino. Questi avanzamenti non solo evidenziano la complessità intrinseca della vita a livello molecolare ma aprono anche strade promettenti per applicazioni future in una vasta gamma di discipline.

Interazione Tra Epigenetica e Ritmi Circadiani

Uno degli sviluppi interessanti nell'epigenetica riguarda il suo ruolo nell'orologio circadiano e nei ritmi biologici. Le modifiche epigenetiche, inclusi i pattern di metilazione del DNA e le modificazioni degli istoni, sono state collegate alla regolazione dei ritmi circadiani, suggerendo che l'epigenetica può influenzare la nostra biologia in modi che rispecchiano cicli ambientali, come il ciclo giorno-notte. Questa area di ricerca offre nuove prospettive su come i cambiamenti epigenetici possono influenzare disturbi del sonno, disturbi dell'umore stagionali e persino la suscettibilità a malattie in funzione del ritmo circadiano.

Epigenetica e Risposta Evolutiva

La scoperta che le modifiche epigenetiche possono essere ereditate fornisce una nuova lente attraverso cui considerare l'evoluzione. Questa ereditarietà epigenetica suggerisce un meccanismo attraverso il quale gli organismi possono trasmettere informazioni sull'ambiente e le risposte adattative ai loro discendenti in modo più rapido rispetto alle mutazioni genetiche tradizionali. Questo meccanismo di adattamento e selezione può giocare un ruolo nella speciazione e nella diversificazione evolutiva, offrendo nuovi modelli per studiare l'evoluzione delle specie in risposta a cambiamenti ambientali rapidi.

Epigenetica, Dieta e Metabolismo

Un'altra area di grande interesse è l'impatto dell'epigenetica su dieta e metabolismo. Studi hanno mostrato che specifici componenti dietetici possono influenzare le modifiche epigenetiche che, a loro volta, modulano il metabolismo energetico e il rischio di malattie metaboliche come il diabete di tipo 2. Questi risultati sottolineano l'importanza di una nutrizione adeguata non solo per la salute immediata ma anche per l'impatto a lungo termine sull'espressione genica e la salute metabolica attraverso meccanismi epigenetici.

Sfide nella Precisione dell'Editing Epigenetico

Mentre l'editing epigenetico offre immense promesse per la terapia personalizzata, affronta anche sfide significative, in particolare nella precisione e nella specificità degli interventi. Dato che una singola modifica epigenetica può avere effetti a cascata sull'espressione di numerosi geni, garantire che le modifiche siano altamente specifiche per i geni bersaglio senza effetti off-target indesiderati è fondamentale. Questo richiede una comprensione dettagliata del contesto epigenomico e delle interazioni tra diverse modifiche epigenetiche.

L'Epigenetica Come Ponte Tra Generazioni

L'idea che le esperienze di vita possano lasciare un'impronta epigenetica trasmissibile tra generazioni solleva questioni profonde sul legame tra le esperienze degli antenati e le predisposizioni biologiche dei discendenti. Questo legame transgenerazionale apre nuove domande sulla memoria biologica, sull'ereditarietà delle condizioni di vita e sulle implicazioni a lungo termine delle esperienze traumatiche o dello stress.

In conclusione, l'epigenetica, con la sua capacità di integrare segnali ambientali e genetici in modelli di espressione genica, offre una visione ricca e complessa della regolazione genica. Mentre progrediamo nella nostra comprensione di questo campo, emergono nuove possibilità per interventi terapeutici, miglioramenti nella salute pubblica e approfondimenti evolutivi. La sfida rimane nel decifrare la vasta complessità delle reti epigenetiche e nel tradurre questa conoscenza in applicazioni pratiche. Tuttavia, il potenziale per rivoluzionare la nostra comprensione della biologia e migliorare la salute umana rende l'epigenetica uno dei campi più emozionanti e promettenti della scienza contemporanea.

L'avanzamento nella ricerca epigenetica sta costantemente ampliando il nostro orizzonte scientifico, introducendo concetti nuovi e sfumature inaspettate nelle interazioni tra geni, ambiente e meccanismi di regolazione. Questi progressi non solo arricchiscono la nostra comprensione della biologia ma aprono anche possibilità innovative per affrontare questioni di salute, sviluppo e adattamento biologico.

Implicazioni dell'Epigenetica nel Microbioma

Uno degli sviluppi intriganti nell'epigenetica riguarda la sua interazione con il microbioma. La comprensione di come i microbi intestinali influenzino l'epigenoma umano e viceversa offre una nuova dimensione alla relazione simbiotica tra ospite e microbiota. I prodotti metabolici del microbioma possono agire come segnali epigenetici, modificando l'espressione genica dell'ospite in modi che influenzano la salute metabolica, la risposta immunitaria e persino il comportamento. Questa intersezione tra epigenetica e microbiologia suggerisce strategie innovative per modulare l'epigenoma attraverso interventi sul microbioma, come diete mirate o probiotici, per promuovere la salute e prevenire malattie.

Epigenetica e Resilienza allo Stress

La ricerca sull'epigenetica sta anche approfondendo la nostra comprensione della resilienza biologica allo stress, sia fisico che psicologico. Le modifiche epigenetiche possono codificare le risposte allo stress nel genoma, influenzando la capacità di un organismo di tollerare o adattarsi a condizioni avverse. Questa codifica epigenetica della resilienza apre la strada a terapie che rafforzano le difese naturali del corpo contro lo stress, offrendo potenziali applicazioni nel trattamento di disturbi legati allo stress come il PTSD, oltre a migliorare la resilienza in contesti come l'oncologia o la cura delle malattie croniche.

L'Epigenetica nell'Evoluzione e nello Sviluppo

L'integrazione dell'epigenetica nei modelli evolutivi e di sviluppo sta rivoluzionando la nostra comprensione di come gli organismi si adattano e si evolvono. La capacità di trasmettere informazioni epigenetiche attraverso le generazioni fornisce un meccanismo aggiuntivo di ereditarietà che può accelerare l'adattamento a nuovi ambienti. Inoltre, la regolazione epigenetica durante lo sviluppo embrionale sottolinea l'importanza del contesto temporale e ambientale nell'espressione genica, rivelando come le prime esperienze ambientali possano avere effetti a lungo termine sulla salute e sul comportamento.

Sfide Nella Terapia Epigenetica

Nonostante l'entusiasmo per le potenziali applicazioni terapeutiche dell'epigenetica, esistono sfide significative nell'applicazione clinica di queste scoperte. La specificità e la reversibilità delle modifiche epigenetiche, la comprensione del contesto in cui si verificano queste modifiche e gli effetti sistemici di interventi epigenetici mirati sono tutti fattori critici che necessitano di ulteriore studio. Inoltre, l'epigenetica, operando attraverso reti complesse e spesso interdipendenti, richiede un approccio olistico alla terapia che consideri l'intero panorama biologico dell'individuo.

Epigenetica e Sostenibilità

Infine, l'epigenetica ha implicazioni per la sostenibilità e la salute ambientale. La comprensione di come l'esposizione a inquinanti e altri fattori ambientali influenzino l'epigenoma suggerisce nuovi approcci alla gestione dei rischi ambientali e alla promozione di ambienti viventi salubri. Questo legame tra epigenetica e ambiente rafforza l'argomento per politiche di sostenibilità che non solo proteggono gli ecosistemi naturali ma anche la salute epigenetica delle popolazioni.

In conclusione, mentre continuiamo a disvelare i misteri dell'epigenetica, diventa sempre più chiaro che questa disciplina sta alla base di molti aspetti fondamentali della biologia e della salute. L'epigenetica ci sfida a ripensare le nostre concezioni di ereditarietà, adattamento e regolazione genica, promettendo nuovi orizzonti nella medicina, nella biologia evolutiva e nella scienza ambientale. Affrontare le sfide presentate dall'epigenetica richiederà una collaborazione interdisciplinare e un approccio innovativo alla ricerca e alla terapia, ma il potenziale per scoperte trasformative e applicazioni benefiche per la società è immenso.

L'approfondimento continuo nei meccanismi epigenetici rivela una complessità ancora maggiore nella regolazione dell'espressione genica, offrendo nuove prospettive su come i processi biologici siano controllati a livello molecolare. Queste scoperte non solo ampliano la nostra comprensione della biologia fondamentale ma gettano anche le basi per rivoluzionare le strategie terapeutiche e preventive in una vasta gamma di discipline.

Epigenetica e l'Epigenoma Dinamico

La dinamica dell'epigenoma, con la sua capacità di cambiare in risposta a fattori interni ed esterni, sottolinea l'adattabilità biologica degli organismi. La riconfigurazione epigenetica in risposta a diete, esercizio fisico, stress e altre influenze ambientali dimostra che l'espressione genica è un processo fluido e reattivo. Questa plasticità epigenetica offre una spiegazione meccanicistica di come lo stile di vita e l'ambiente possano avere un impatto diretto sulla salute e la predisposizione alle malattie, evidenziando l'importanza di un approccio olistico alla salute che integri fattori genetici ed epigenetici.

Epigenetica e Sviluppo del Sistema Nervoso

L'importanza dell'epigenetica nello sviluppo e nella funzionalità del sistema nervoso è un altro campo di intensa ricerca. Le modifiche epigenetiche regolano l'espressione dei geni durante lo sviluppo neurale, influenzando la formazione di sinapsi, la plasticità neuronale e la maturazione del cervello. Questo ruolo cruciale dell'epigenetica nel sistema nervoso apre la strada a nuovi approcci per comprendere e trattare disturbi neurologici e psichiatrici, enfatizzando la potenzialità di interventi epigenetici nel modulare funzioni cerebrali e comportamenti.

Epigenetica e Ambiente Prenatale

L'influenza dell'ambiente prenatale sull'epigenoma fornisce spunti significativi sulla salute e lo sviluppo. Studi hanno dimostrato che fattori come la nutrizione materna, l'esposizione a sostanze tossiche e lo stress durante la gravidanza possono lasciare impronte epigenetiche durature sul feto, con implicazioni a lungo termine per la salute e il benessere. Queste scoperte sottolineano l'importanza critica di un ambiente prenatale sano e supportano lo sviluppo di strategie preventive per minimizzare i rischi epigenetici durante la gravidanza.

Tecnologie Avanzate in Epigenetica

L'avanzamento delle tecnologie per studiare l'epigenetica, come il sequenziamento di nuova generazione e le piattaforme di editing epigenetico, sta accelerando la nostra capacità di mappare, analizzare e manipolare l'epigenoma. Questi strumenti avanzati non solo migliorano la nostra comprensione dei meccanismi epigenetici ma offrono anche la promessa di diagnosi più precise e di terapie personalizzate basate su specifici profili epigenetici.

Etica e Implicazioni Sociali dell'Epigenetica

Mentre l'epigenetica continua a svelare il legame tra geni, ambiente e malattia, solleva anche importanti questioni etiche e sociali. La prospettiva di modificare l'epigenoma per prevenire o trattare malattie pone interrogativi sull'equità dell'accesso alle terapie epigenetiche, sulla privacy dei dati genetici ed epigenetici e sulle implicazioni a lungo termine delle modifiche epigenetiche. Affrontare queste questioni richiederà un dialogo approfondito tra scienziati, legislatori, eticisti e il pubblico per garantire che i benefici dell'epigenetica siano realizzati in modo etico e responsabile.

In conclusione, l'esplorazione continua dell'epigenetica ci sta portando in un viaggio attraverso la complessa rete di interazioni che definiscono la regolazione genica. Man mano che sveliamo questi misteri, emergono nuove possibilità per migliorare la salute umana, affrontare le malattie e comprendere meglio il tessuto vivente della vita stessa. L'epigenetica, quindi, non rappresenta solo un campo di ricerca biologica ma un ponte verso un futuro in cui la nostra capacità di influenzare la salute e la malattia potrebbe essere trasformata in modi che stiamo solo cominciando a immaginare.

Man mano che esploriamo ulteriormente il mondo dell'epigenetica, ci immergiamo in un oceano di complessità e potenzialità che sfida la nostra comprensione tradizionale della biologia. L'epigenetica, fungendo da ponte tra il genoma e l'ambiente, apre nuove dimensioni nella nostra comprensione di come la vita si adatta, risponde e si evolve in risposta agli stimoli esterni e interni.

Epigenetica e l'Adattamento delle Piante

L'epigenetica rivela meccanismi sorprendenti di adattamento e sopravvivenza non solo negli animali ma anche nelle piante. Gli studi sulle risposte delle piante a stress ambientali come la siccità, la salinità e la temperatura hanno mostrato che le modifiche epigenetiche possono essere cruciali per la loro capacità di adattarsi a condizioni avverse. Questi adattamenti epigenetici nelle piante non solo hanno implicazioni per la comprensione dell'evoluzione delle specie vegetali ma offrono anche prospettive promettenti per l'agricoltura, potenzialmente consentendo lo sviluppo di colture più resilienti e produttive in ambienti in cambiamento.

Epigenetica e la Regolazione Ormonale

La ricerca epigenetica sta anche svelando come le modifiche epigenetiche mediano gli effetti degli ormoni sullo sviluppo e sulla fisiologia. Gli ormoni, che agiscono come messaggeri chimici all'interno del corpo, possono influenzare l'espressione genica attraverso meccanismi epigenetici, modulando la disponibilità del DNA ai fattori di trascrizione in una maniera altamente specifica e temporizzata. Questa interazione tra segnali ormonali ed epigenetica fornisce una comprensione più profonda di come gli stati fisiologici, come la crescita, il metabolismo e persino gli stati emotivi, siano regolati a livello molecolare.

Impatto Epigenetico del Comportamento Sociale

L'influenza dell'ambiente sociale sull'epigenoma è un altro campo di studio che sta guadagnando attenzione. Le interazioni sociali e l'ambiente sociale possono lasciare impronte epigenetiche che influenzano il comportamento, la salute mentale e la suscettibilità alle malattie. Ad esempio, negli animali, è stato dimostrato che le dinamiche sociali all'interno di un gruppo possono influenzare l'espressione genica attraverso meccanismi epigenetici, con implicazioni significative per la comprensione del comportamento sociale e delle sue basi biologiche in specie complesse, inclusi gli esseri umani.

Epigenetica, Età e Malattie Legate all'Età

La relazione tra l'epigenetica e l'invecchiamento sta emergendo come un campo di studio critico, con l'identificazione di pattern epigenetici che sembrano correlare con l'età biologica, indipendentemente dall'età cronologica. Questi marcatori epigenetici dell'invecchiamento offrono nuove prospettive sulla biologia dell'invecchiamento e sulla patogenesi delle malattie correlate all'età, come le malattie neurodegenerative e cardiovascolari. La manipolazione di queste vie epigenetiche legate all'età potrebbe un giorno consentire interventi mirati per promuovere un invecchiamento sano e mitigare le malattie legate all'età.

Sfide nell'Integrazione dei Dati Epigenetici

Nonostante l'enorme potenziale dell'epigenetica, integrare e interpretare i dati epigenetici rimane una sfida formidabile. La vastità e la variabilità dei dati epigenetici, che devono essere correlati con dati genetici, trascrittomici, proteomici e metabolomici per ottenere una visione completa dei processi biologici, richiedono avanzamenti in bioinformatica e modellazione computazionale. Questa integrazione multidimensionale è essenziale per trasformare le conoscenze epigenetiche in comprensioni biologiche applicabili e terapie efficaci.

In conclusione, la continua esplorazione dell'epigenetica sta ampliando il nostro apprezzamento per la complessità e la dinamicità dell'espressione genica. Man mano che decifriamo come l'epigenetica orchestri la danza dell'espressione genica in risposta a un mosaico di segnali interni ed esterni, ci avviciniamo a sbloccare nuovi approcci per migliorare la salute umana, aumentare la resilienza delle piante e degli animali e persino modulare i processi di invecchiamento. La ricerca epigenetica rimane un campo vibrante e in rapida evoluzione, promettendo di continuare a sfidare e arricchire la nostra comprensione della vita a livello molecolare.

L'esplorazione approfondita dei meccanismi epigenetici ci ha condotto attraverso un viaggio dettagliato che rivela la complessa orchestrazione dell'espressione genica influenzata da un'ampia varietà di fattori interni ed esterni. Questo viaggio nell'epigenetica sottolinea non solo la flessibilità e la dinamicità del genoma ma anche il suo intimo dialogo con l'ambiente, mostrando come queste interazioni modulino lo sviluppo, la fisiologia, il comportamento e la suscettibilità alle malattie.

Riepilogo dei Meccanismi Epigenetici

Abbiamo esaminato come la metilazione del DNA, le modificazioni degli istoni e l'RNA non codificante costituiscano i pilastri fondamentali dell'epigenetica, regolando l'accessibilità e l'attività del DNA in maniera precisa e contestualmente sensibile. Queste modifiche epigenetiche fungono da mediatori critici tra il genoma e una miriade di segnali ambientali, permettendo agli organismi di adattarsi a cambiamenti interni e ambientali senza alterare la sequenza di DNA sottostante.

Implicazioni per la Salute e la Malattia

L'epigenetica ha profonde implicazioni per la nostra comprensione della salute e della malattia, offrendo nuove prospettive sulle origini di condizioni complesse come il cancro, le malattie metaboliche, i disturbi neurologici e le patologie legate all'età. La capacità di modificare specifiche configurazioni epigenetiche apre la strada a terapie mirate che potrebbero un giorno correggere disfunzioni dell'espressione genica alla radice di molte malattie.

Sfide e Prospettive Future

Nonostante il suo enorme potenziale, l'epigenetica presenta sfide significative, dalle questioni tecniche legate alla mappatura e all'interpretazione delle modifiche epigenetiche alla necessità di comprendere le complesse reti di interazione tra diversi meccanismi epigenetici. Inoltre, l'epigenetica solleva questioni etiche e sociali importanti, specialmente in relazione alla sua capacità di influenzare l'ereditarietà e di essere modulata da fattori ambientali e comportamentali.

Conclusione Dettagliata

In conclusione, i meccanismi epigenetici rappresentano una frontiera fondamentale della biologia moderna, offrendo una comprensione più ricca e dettagliata di come la vita sia regolata oltre il semplice codice genetico. La ricerca epigenetica ci sfida a riconsiderare le nostre concezioni di ereditarietà, adattamento e malattia, promettendo nuove modalità di trattamento e prevenzione che tengano conto dell'interazione dinamica tra geni e ambiente. Man mano che progrediamo nella nostra comprensione dell'epigenetica, ci avviciniamo a svelare i misteri della regolazione genica, con implicazioni che vanno dalla medicina personalizzata alla biotecnologia, dalla salute pubblica alla conservazione ambientale.
L'avanzamento in questo campo richiederà un impegno continuo per la ricerca interdisciplinare, l'innovazione tecnologica e un'attenta considerazione delle implicazioni etiche di queste scoperte, assicurando che

i benefici dell'epigenetica siano realizzati in modo responsabile e equo per migliorare la salute e il benessere su scala globale.

5. Epigenetica e Sviluppo: Come l'epigenetica influisce sullo sviluppo embrionale e sulla differenziazione cellulare.

L'epigenetica svolge un ruolo cruciale nello sviluppo embrionale e nella differenziazione cellulare, orchestrando l'espressione genica in momenti specifici e in tipi cellulari specifici per garantire il corretto sviluppo dell'organismo. Questi meccanismi epigenetici non solo attivano e disattivano geni in risposta a segnali di sviluppo ma mantengono anche l'integrità del programma di sviluppo attraverso la proliferazione cellulare e la specializzazione.

Metilazione del DNA e Sviluppo Embrionale

La metilazione del DNA è fondamentale per il normale sviluppo embrionale, contribuendo alla regolazione dell'espressione genica e alla repressione di elementi genetici potenzialmente dannosi, come i trasposoni. Durante lo sviluppo embrionale, si verifica una riconfigurazione globale dei pattern di metilazione del DNA: poco dopo la fecondazione, l'embrione subisce una demetilazione su larga scala, seguita da una nuova metilazione specifica per tessuto durante la differenziazione cellulare. Questi cambiamenti consentono l'attivazione di geni specifici necessari per lo sviluppo di diversi tipi cellulari e organi.

Modificazioni degli Istoni e Differenziazione Cellulare

Le modificazioni post-traduzionali degli istoni giocano un ruolo essenziale nella regolazione dell'accessibilità del DNA e, di conseguenza, nell'espressione genica durante lo sviluppo embrionale. La compattazione della cromatina, influenzata da queste modificazioni, determina se i geni specifici sono accessibili o meno ai fattori trascrizionali. Ad esempio, l'acetilazione degli istoni è generalmente associata all'attivazione della trascrizione, favorendo uno stato cromatinico aperto, mentre la metilazione può avere effetti variabili a seconda del contesto specifico.

RNA non Codificante e Sviluppo

Gli RNA non codificanti, inclusi microRNA (miRNA), long non-coding RNA (lncRNA) e circular RNA (circRNA), hanno ruoli critici nello sviluppo embrionale e nella differenziazione cellulare. Questi RNA possono regolare l'espressione genica a livelli post-trascrizionali o trascrizionali, influenzando la stabilità dell'mRNA, la modulazione della trascrizione e la struttura della cromatina. Ad esempio, specifici miRNA sono coinvolti nella regolazione della differenziazione delle cellule staminali e nella determinazione del destino cellulare.

Epigenetica e Imprinting Genomico

L'imprinting genomico è un altro esempio di regolazione epigenetica cruciale per lo sviluppo embrionale, in cui alcuni geni sono espressi in modo monoallelico a seconda che siano ereditati dalla madre o dal padre. Questo controllo epigenetico assicura che solo una copia del gene sia attiva, il che è vitale per il normale sviluppo. Anomalie nell'imprinting genomico possono portare a disturbi dello sviluppo e a malattie come la sindrome di Prader-Willi e la sindrome di Angelman.

Sfide e Implicazioni Future

Comprendere come l'epigenetica influenzi lo sviluppo embrionale e la differenziazione cellulare non solo arricchisce la nostra conoscenza della biologia dello sviluppo ma ha anche implicazioni significative per la medicina rigenerativa, la terapia cellulare e il trattamento di malattie genetiche e dello sviluppo. La manipolazione di meccanismi epigenetici in cellule staminali, ad esempio, potrebbe consentire nuove strategie per generare tessuti specifici per la riparazione di organi danneggiati o per trattare malattie genetiche. Tuttavia, queste applicazioni richiedono una comprensione dettagliata e un controllo preciso dei meccanismi epigenetici, sottolineando l'importanza di ulteriori ricerche in questo campo dinamico.

In conclusione, l'epigenetica fornisce una serie di strumenti e meccanismi essenziali che guidano lo sviluppo embrionale e la differenziazione cellulare, consentendo l'adattabilità e la specializzazione necessarie per formare organismi complessi. Man mano che sveliamo i dettagli di questi processi epigenetici, ci avviciniamo a sbloccare nuove possibilità per influenzare lo sviluppo, trattare malattie e comprendere più profondamente la meravigliosa complessità della vita.

Mentre continuiamo ad approfondire il ruolo dell'epigenetica nello sviluppo embrionale e nella differenziazione cellulare, emergono nuove dimensioni di come l'informazione genetica sia modulata in modo fine e complesso per dirigere i processi biologici. Questi meccanismi non solo orchestrano il vasto repertorio di forme di vita ma offrono anche la chiave per comprendere e potenzialmente correggere disfunzioni dello sviluppo e malattie genetiche.

Regolazione Epigenetica e le Cellule Staminali

Nel cuore dello sviluppo embrionale e della rigenerazione dei tessuti ci sono le cellule staminali, caratterizzate dalla loro capacità di auto-rinnovarsi e di differenziarsi in diversi tipi cellulari. L'epigenetica gioca un ruolo cruciale nella regolazione di questi processi, mantenendo l'equilibrio tra il mantenimento dello stato indifferenziato e l'iniziazione della differenziazione. Modifiche epigenetiche specifiche possono silenziare i programmi di espressione genica relativi alla differenziazione in cellule staminali pluripotenti, mentre altre modifiche promuovono l'espressione genica necessaria per la specializzazione cellulare. La manipolazione di questi stati epigenetici offre prospettive promettenti per la terapia cellulare e la medicina rigenerativa.

La Trasmissione Transgenerazionale dell'Informazione Epigenetica

L'epigenetica apre anche la porta alla trasmissione transgenerazionale di informazioni, un concetto che sfida le nostre idee tradizionali sull'ereditarietà. Alcuni adattamenti epigenetici acquisiti in risposta all'ambiente possono essere trasmessi alla prole, offrendo un meccanismo per le generazioni future di "anticipare" condizioni ambientali simili. Questo fenomeno è stato osservato in diversi studi, inclusi quelli su piante e mammiferi, indicando che gli effetti dell'ambiente possono avere un impatto sulla regolazione genica ben oltre l'immediata esperienza individuale.

Epigenetica e Malattie dello Sviluppo

La disfunzione epigenetica durante lo sviluppo embrionale può portare a una vasta gamma di malattie e sindromi dello sviluppo. La comprensione dei meccanismi sottostanti queste condizioni epigenetiche sta illuminando le basi di malattie come i disturbi dello spettro autistico e le malattie metaboliche. Questo approccio non solo aiuta a identificare le cause alla radice di queste condizioni ma apre anche la possibilità di interventi epigenetici mirati che potrebbero correggere o mitigare le anomalie dello sviluppo.

Epigenetica e Ambiente: Un Ciclo di Feedback Dinamico

La relazione tra l'ambiente e l'epigenetica evidenzia un ciclo di feedback dinamico in cui l'ambiente influisce sull'epigenoma, che a sua volta modula la risposta biologica agli stimoli ambientali. Questa interazione è particolarmente evidente durante lo sviluppo embrionale, dove l'esposizione a fattori come la nutrizione, gli inquinanti e lo stress può avere effetti duraturi sull'espressione genica e sulla salute. Questa consapevolezza sottolinea l'importanza di monitorare e ottimizzare l'ambiente prenatale e postnatale per promuovere uno sviluppo sano.

Sfide e Opportunità nella Ricerca Epigenetica

Mentre procediamo nella decifrazione della complessità dell'epigenetica nello sviluppo e nella differenziazione, ci troviamo di fronte a sfide metodologiche e interpretative. La variabilità tra individui e tra diversi tipi cellulari richiede metodi altamente sensibili e risoluzioni spaziali e temporali precise per mappare le modifiche epigenetiche e comprenderne le funzioni. Tuttavia, l'avanzamento nelle tecnologie di sequenziamento e analisi bioinformatica sta aprendo nuove vie per superare queste sfide, promettendo di sbloccare ulteriormente i segreti dell'epigenetica.

In conclusione, l'impatto dell'epigenetica sullo sviluppo embrionale e sulla differenziazione cellulare è profondo, offrendo nuove lenti attraverso cui osservare la regolazione della vita. Man mano che esploriamo questi meccanismi con una comprensione sempre più raffinata, ci avviciniamo a potenziali applicazioni rivoluzionarie che potrebbero trasformare approcci terapeutici, strategie preventive e la nostra comprensione generale della biologia. La ricerca epigenetica rimane un campo promettente e in rapida evoluzione, il cui studio continuo promette di rivelare nuove conoscenze fondamentali sulla complessa danza della vita.

Proseguendo nell'esplorazione dell'epigenetica e del suo impatto sullo sviluppo embrionale e sulla differenziazione cellulare, emergono ulteriori dettagli che rafforzano la nostra comprensione di come i processi di vita siano modulati oltre il livello del DNA. Questa continua esplorazione non solo approfondisce la nostra conoscenza del funzionamento interno degli organismi viventi ma apre anche possibilità per affrontare questioni biomediche complesse con nuove strategie.

Il Ruolo Epigenetico nelle Malattie Rare

La ricerca epigenetica offre prospettive uniche sulle malattie rare, molte delle quali hanno origine durante lo sviluppo embrionale. Identificare le disfunzioni epigenetiche specifiche che conducono a queste condizioni può fornire obiettivi per interventi terapeutici mirati. Ad esempio, anomalie nella metilazione del DNA o nella modificazione degli istoni possono portare a espressioni geniche aberranti che risultano in malattie rare. Il trattamento di queste malattie potrebbe quindi beneficiare della correzione delle anomalie epigenetiche sottostanti, offrendo speranza dove le opzioni terapeutiche tradizionali sono limitate.

Epigenetica e Programmazione Metabolica

Il concetto di programmazione metabolica suggerisce che le influenze ambientali precoci, compresi i fattori nutrizionali e ormonali durante lo sviluppo embrionale, possono avere effetti a lungo termine sul metabolismo e sulla salute. I meccanismi epigenetici sono centrali in questo processo, consentendo all'ambiente intrauterino di influenzare la regolazione genica in modi che persistono fino all'età adulta. Comprendere come l'epigenetica moduli la programmazione metabolica può illuminare le origini dello sviluppo di malattie metaboliche come il diabete di tipo 2 e offrire vie per la prevenzione precoce.

Epigenetica e Rigenerazione Tissutale

L'epigenetica ha implicazioni significative anche per la rigenerazione tissutale, un processo vitale per la riparazione e il rinnovamento dei tessuti. Le cellule staminali, con la loro capacità di differenziarsi in diversi tipi cellulari, sono regolate da un intricato equilibrio di segnali epigenetici che determinano il loro destino. Manipolare questi segnali epigenetici potrebbe migliorare la capacità rigenerativa dei tessuti, offrendo

nuove strategie per trattare lesioni e malattie
degenerative.

Challenge of Epigenetic Reprogramming

Uno dei grandi ostacoli nella terapia basata
sull'epigenetica è la riprogrammazione epigenetica, il
processo di riscrittura dei profili epigenetici delle
cellule. Mentre questo offre un potenziale enorme per
correggere disfunzioni geniche alla radice di molte
malattie, presenta anche sfide significative in termini
di precisione, efficienza e sicurezza. La
riprogrammazione epigenetica mirata richiede una
comprensione dettagliata della rete di segnali
epigenetici e dei loro effetti sui percorsi di sviluppo e
differenziazione.

Verso una Medicina Personalizzata Epigenetica

L'avanzamento nelle tecnologie di analisi epigenetica
sta aprendo la strada a un'era di medicina
personalizzata che considera non solo il genoma ma
anche l'epigenoma di un individuo. Questo approccio
offre la promessa di terapie su misura che tengono
conto delle specifiche modifiche epigenetiche di un
individuo, migliorando l'efficacia del trattamento e
minimizzando gli effetti collaterali. La medicina
personalizzata epigenetica potrebbe rivoluzionare il
trattamento di una vasta gamma di condizioni, dalla
salute mentale alle malattie croniche, offrendo
interventi più mirati e efficaci.

In sintesi, l'impatto dell'epigenetica sullo sviluppo embrionale e sulla differenziazione cellulare evidenzia la sua importanza fondamentale nei processi biologici. Man mano che approfondiamo la nostra comprensione dei meccanismi epigenetici, emergono nuove opportunità per affrontare sfide biomediche, migliorare la salute umana e trattare malattie. La ricerca continua in questo campo dinamico non solo promette di ampliare ulteriormente la nostra conoscenza della vita ma anche di trasformare l'approccio alla diagnosi, prevenzione e terapia delle malattie in un futuro prossimo.

L'approfondimento nel campo dell'epigenetica, con un focus particolare sullo sviluppo embrionale e la differenziazione cellulare, svela livelli aggiuntivi di complessità e sfumature nei meccanismi di regolazione genica. Questi strati di regolazione non solo rivelano l'intricata coreografia dell'espressione genica che guida lo sviluppo e la funzione degli organismi viventi ma aprono anche nuovi orizzonti nella nostra comprensione della salute e della malattia.

Interazione tra Epigenetica e Segnalazione Cellulare

La segnalazione cellulare, un processo vitale per lo sviluppo e la funzione cellulare, è intimamente intrecciata con l'epigenetica. I segnali extracellulari possono innescare cascata di segnalazioni che culminano in modifiche epigenetiche, modulando l'espressione genica in risposta a stimoli ambientali o di sviluppo. Questa interazione tra segnalazione cellulare ed epigenetica è cruciale durante lo sviluppo embrionale, dove segnali temporali e spaziali specifici determinano il destino cellulare e guidano la formazione di tessuti e organi complessi.

Epigenetica e Ambiente Intrauterino

L'ambiente intrauterino rappresenta uno dei primi e più influenti contesti in cui l'epigenetica modula lo sviluppo. Le condizioni nell'utero, incluse la nutrizione materna, lo stress e l'esposizione a sostanze chimiche, possono lasciare impronte epigenetiche durature che influenzano il rischio di malattie metaboliche, cardiovascolari e neurologiche in seguito nella vita. Questa programmazione epigenetica precoce evidenzia l'importanza critica di un ambiente gestazionale salutare e offre spunti per interventi preventivi mirati.

Epigenetica, Pluripotenza e Transizione dei Destini Cellulari

Nel contesto delle cellule staminali pluripotenti e della loro differenziazione in vari tipi cellulari, l'epigenetica funge da mediatore essenziale nella transizione dei destini cellulari. La rimozione o l'aggiunta di marcatori epigenetici specifici può attivare o reprimere programmi di espressione genica associati a stati cellulari specifici, permettendo alle cellule staminali di svilupparsi in linee cellulari mature. Questa plasticità epigenetica è fondamentale non solo per lo sviluppo normale ma anche per la medicina rigenerativa, dove la riprogrammazione epigenetica delle cellule mature offre potenzialità per il trattamento di malattie e lesioni.

Sfide nella Modellazione dei Sistemi Epigenetici

Nonostante i progressi tecnologici e concettuali, modellare la complessità dei sistemi epigenetici rimane una sfida imponente. La dinamica epigenetica è influenzata da una rete vasta e interconnessa di fattori genetici, ambientali e metabolici. Affrontare questa complessità richiede approcci interdisciplinari che combinano biologia sperimentale, bioinformatica, e modellazione matematica per decifrare i pattern epigenetici e predire il loro impatto sullo sviluppo e la malattia.

Prospettive Future nell'Epigenetica dello Sviluppo

Guardando al futuro, la ricerca nell'epigenetica dello sviluppo promette di sbloccare nuovi paradigmi nella biologia e nella medicina. Comprendere come l'ambiente e il genoma dialogano per modulare l'espressione genica offre la promessa di interventi più mirati per promuovere la salute e trattare malattie. Inoltre, la capacità di manipolare l'epigenoma apre la strada alla correzione di anomalie dello sviluppo e alla generazione di tessuti e organi per la medicina rigenerativa.

In conclusione, mentre continuamo a esplorare il paesaggio epigenetico dello sviluppo embrionale e della differenziazione cellulare, ci avviciniamo a comprendere la complessa rete di interazioni che definiscono la vita. Questa ricerca non solo approfondisce la nostra comprensione della biologia fondamentale ma offre anche la base per innovazioni terapeutiche che potrebbero trasformare il trattamento di una vasta gamma di malattie, evidenziando l'importanza continua di indagare l'influenza dell'epigenetica attraverso tutte le fasi della vita.

Mentre proseguiamo nell'esplorazione dell'epigenetica nello sviluppo e nella differenziazione cellulare, diventa sempre più evidente quanto sia intricata la regolazione dell'espressione genica e quanto profondamente i processi di vita siano influenzati da una vasta gamma di segnali epigenetici. Questa continua esplorazione non solo arricchisce la nostra comprensione della biologia dello sviluppo ma sottolinea anche l'importanza di considerare i contesti epigenetici nei disegni terapeutici e preventivi.

Epigenetica e la Riprogrammazione Cellulare

Un aspetto fondamentale dell'epigenetica nello sviluppo è il suo ruolo nella riprogrammazione cellulare, un processo attraverso il quale le cellule mature possono essere indotte a tornare a uno stato pluripotente simile a quello delle cellule staminali embrionali. Questo processo implica un profondo rimodellamento dell'epigenoma, con la rimozione delle impronte epigenetiche associate allo stato cellulare differenziato e l'istituzione di nuovi pattern che promuovono la pluripotenza. La comprensione di questo processo apre potenzialità rivoluzionarie per la medicina rigenerativa, permettendo la generazione di cellule staminali per terapie cellulari e la rigenerazione di tessuti.

Meccanismi Epigenetici e l'Impronta Ambientale

La ricerca sull'epigenetica ha rivelato anche come le esperienze ambientali precoci, inclusa l'esposizione a sostanze chimiche, lo stress e la dieta, possano influenzare lo sviluppo embrionale tramite modifiche epigenetiche. Questi cambiamenti possono avere effetti duraturi, influenzando la suscettibilità a malattie più tardi nella vita. Questa impronta ambientale sottolinea l'importanza di un ambiente salubre durante lo sviluppo precoce e offre spunti per interventi preventivi che potrebbero ridurre il rischio di malattie correlate allo stile di vita.

L'Interplay tra Genetica ed Epigenetica

L'interazione tra i fattori genetici ed epigenetici nello sviluppo sottolinea la complessità della regolazione genica. Mentre la sequenza del DNA fornisce il "codice" per lo sviluppo, i meccanismi epigenetici determinano in larga misura quando, dove e come questo codice viene letto. Questa sinergia tra genetica ed epigenetica è essenziale per la plasticità dello sviluppo, consentendo agli organismi di adattarsi a un'ampia gamma di condizioni ambientali mantenendo l'integrità e la funzionalità del programma di sviluppo.

Sfide nella Traduzione della Ricerca Epigenetica

La traduzione della ricerca epigenetica in applicazioni cliniche presenta sfide notevoli, data la complessità dei sistemi biologici e l'interconnessione dei pathway epigenetici. Le terapie che mirano a modificare l'epigenoma devono essere incredibilmente precise per evitare effetti indesiderati, richiedendo una comprensione approfondita dei contesti cellulari e tessutali specifici. Inoltre, la variabilità individuale nell'epigenoma richiede approcci personalizzati, sottolineando la necessità di sviluppare tecnologie avanzate per il monitoraggio e la modifica dell'epigenoma in maniera sicura ed efficace.

Prospettive Future nell'Epigenetica dello Sviluppo

Guardando al futuro, la ricerca sull'epigenetica nello sviluppo promette di svelare ulteriori livelli di regolazione che potrebbero essere sfruttati per promuovere la salute e trattare malattie. La capacità di manipolare specifiche modifiche epigenetiche offre la promessa di terapie innovative che possono correggere anomalie dello sviluppo alla loro radice. Inoltre, una maggiore comprensione dell'impatto ambientale sull'epigenoma durante lo sviluppo potrebbe guidare lo sviluppo di strategie preventive mirate a ridurre il rischio di malattie croniche e migliorare la salute a lungo termine.

In conclusione, mentre continuiamo a disvelare i complessi meccanismi attraverso i quali l'epigenetica modula lo sviluppo e la differenziazione cellulare, ci avviciniamo a una nuova era nella biologia e nella medicina, dove la regolazione epigenetica diventa un potente strumento per guidare lo sviluppo, promuovere la rigenerazione e trattare malattie. La ricerca futura in questo campo vibrante e in rapida evoluzione senza dubbio continuerà a sfidare le nostre attuali comprensioni e aprire nuove frontiere nel trattamento e nella prevenzione delle malattie.

Mentre ci addentriamo ulteriormente nell'esplorazione dell'epigenetica e del suo impatto cruciale sullo sviluppo embrionale e la differenziazione cellulare, emergono concetti innovativi e sfide emergenti che arricchiscono la nostra comprensione del tessuto vivente. L'interazione tra l'epigenetica e vari fattori biologici offre un panorama ricco di possibilità per decifrare i misteri dello sviluppo e apre nuovi percorsi per terapie avanzate.

Epigenetica e La Risposta allo Stress in Fasi Precoci

Una delle aree di interesse crescente riguarda l'impatto dello stress in fasi precoci di sviluppo sull'impostazione epigenetica. Lo stress subito durante la gravidanza o nelle prime fasi della vita può lasciare un'impronta epigenetica che influenza il rischio di sviluppare disturbi neurologici e comportamentali. Questi studi evidenziano l'importanza critica del benessere materno e dell'ambiente precoce, sottolineando come gli interventi tempestivi possano attenuare gli effetti epigenetici negativi dello stress e promuovere uno sviluppo ottimale.

Differenziazione Cellulare e Cancro

L'epigenetica gioca un ruolo significativo non solo nello sviluppo normale ma anche nella patogenesi di malattie come il cancro. La deregolazione dei processi epigenetici può portare alla perdita della differenziazione cellulare e alla proliferazione incontrollata, caratteristiche chiave delle cellule tumorali. Comprendere i meccanismi epigenetici alterati nel cancro può guidare lo sviluppo di terapie mirate che ripristinano i normali pattern di espressione genica e inibiscono la progressione tumorale.

Epigenetica e Adattamento Ambientale

L'epigenetica fornisce anche una cornice attraverso la quale gli organismi possono registrare e rispondere agli ambienti in continua evoluzione. Gli adattamenti epigenetici consentono una flessibilità fenotipica senza necessità di modifiche genetiche permanenti, facilitando la risposta a cambiamenti ambientali rapidi. Questo meccanismo di adattamento ha profonde implicazioni per la comprensione dell'evoluzione delle specie e per la conservazione, poiché suggerisce strategie attraverso le quali le popolazioni possono resistere a stress ambientali acuti.

Tecnologie Innovative per l'Epigenetica

L'avanzamento delle tecnologie per lo studio dell'epigenetica, comprese tecniche di sequenziamento di nuova generazione, l'editing genetico CRISPR/Cas9 adattato all'epigenetica, e sofisticate piattaforme di imaging, sta rivoluzionando la nostra capacità di mappare, analizzare e manipolare l'epigenoma. Questi strumenti non solo accelerano la ricerca epigenetica ma offrono anche nuove possibilità per diagnosticare e trattare malattie attraverso l'identificazione di biomarcatori epigenetici e il targeting di vie epigenetiche disfunzionali.

Sfide Etiche e Sociali

Con l'avanzamento delle conoscenze e delle capacità di intervento sull'epigenoma, emergono anche questioni etiche e sociali complesse. La possibilità di modificare l'epigenoma solleva interrogativi sulla sicurezza, sulla privacy, sull'equità nell'accesso alle terapie epigenetiche e sulle implicazioni a lungo termine di tali interventi. È fondamentale che la comunità scientifica, insieme alla società, affronti queste sfide con un approccio olistico e ponderato, assicurando che i benefici della ricerca epigenetica siano realizzati in modo etico e responsabile.

In conclusione, mentre proseguiamo nell'esplorazione dell'universo epigenetico e del suo impatto sullo sviluppo e sulla differenziazione cellulare, ci troviamo di fronte a un panorama in rapida espansione di conoscenze e possibilità. Le implicazioni dell'epigenetica per comprendere i fondamenti della vita, per affrontare complesse sfide biomediche e per navigare nelle questioni etiche e sociali associate, richiedono un impegno continuo verso la ricerca, l'innovazione e il dialogo. L'epigenetica, nel suo intreccio di genetica, ambiente e sviluppo, promette di rimanere un campo dinamico e trasformativo, al centro dell'avanzamento biologico e medico.

La profonda incursione nel campo dell'epigenetica, con un'enfasi particolare sul suo ruolo nello sviluppo embrionale e nella differenziazione cellulare, ha svelato un universo di regolazione genica che opera al di là delle sequenze del DNA. Questa esplorazione ha rivelato come i meccanismi epigenetici, attraverso la metilazione del DNA, le modificazioni degli istoni, e l'azione dei RNA non codificanti, orchestri l'espressione genica in maniera precisa e contestualmente sensibile, consentendo lo sviluppo coordinato degli organismi viventi dalla concezione fino all'età adulta.

Sintesi dei Meccanismi Epigenetici

Abbiamo scoperto che la metilazione del DNA gioca un ruolo fondamentale nello sviluppo embrionale, reprimendo l'espressione di geni non necessari in specifiche fasi o tessuti e proteggendo l'integrità del genoma. Allo stesso tempo, le modificazioni degli istoni contribuiscono a un paesaggio cromatinico dinamico che facilita o impedisce l'accesso al DNA, influenzando così l'attività dei geni. Gli RNA non codificanti, inclusi miRNA, lncRNA e altri, offrono un ulteriore livello di regolazione, guidando i processi di sviluppo e differenziazione attraverso meccanismi sofisticati che influenzano sia la trascrizione che la traduzione.

Impatto dell'Epigenetica sulla Salute e la Malattia

L'impatto dell'epigenetica si estende ben oltre il normale sviluppo, influenzando la salute e la malattia. Abbiamo visto come le disfunzioni epigenetiche possano contribuire a una vasta gamma di condizioni patologiche, dal cancro a malattie metaboliche e neurologiche. La comprensione di questi meccanismi non solo aiuta a decifrare le basi molecolari delle malattie ma apre anche la porta a terapie innovative che mirano a correggere i difetti epigenetici alla radice delle patologie.

Sfide e Opportunità Future

Nonostante i progressi significativi, rimangono sfide notevoli nell'interpretazione dei dati epigenetici, nella comprensione della loro specificità contestuale e nella traduzione delle conoscenze epigenetiche in applicazioni cliniche. Le tecnologie emergenti, come l'editing epigenetico e le piattaforme di sequenziamento di nuova generazione, promettono di

superare alcune di queste barriere, offrendo strumenti
più potenti per mappare, analizzare e manipolare
l'epigenoma con precisione senza precedenti.

Considerazioni Etiche e Sociali

Man mano che esploriamo il potenziale
dell'epigenetica, emergono importanti considerazioni
etiche e sociali. La possibilità di modificare
l'epigenoma solleva questioni riguardanti la sicurezza,
la privacy, l'equità nell'accesso alle terapie e le
implicazioni a lungo termine di tali interventi.
Affrontare queste sfide richiederà un dialogo aperto e
collaborativo tra scienziati, decisori politici, eticisti e il
pubblico per garantire che i benefici dell'epigenetica
siano realizzati in modo responsabile.

Conclusione

In conclusione, l'epigenetica rappresenta un campo di
studio straordinariamente ricco e complesso, al
crocevia della genetica, dello sviluppo biologico e della
medicina. Mentre continuiamo a disvelare i
meccanismi attraverso cui l'epigenetica influenza lo
sviluppo, la differenziazione e la malattia, ci
avviciniamo a una nuova era di comprensione biologica
e potenziale terapeutico. Gli sforzi futuri nel campo
dell'epigenetica promettono non solo di arricchire
ulteriormente la nostra comprensione della biologia
ma anche di aprire nuove frontiere nel trattamento e
nella prevenzione delle malattie, segnando un capitolo
entusiasmante nella continua esplorazione della vita a
livello molecolare.

6. Epigenetica e Ambiente: Esaminare come fattori
ambientali come la dieta, lo stress e l'esposizione a
sostanze chimiche influenzano l'espressione genica.

L'epigenetica e l'ambiente interagiscono in maniere
complesse e significative, influenzando l'espressione
genica e, di conseguenza, la salute e il comportamento
degli organismi. Questa interazione sottolinea come i
fattori esterni, come la dieta, lo stress e l'esposizione a
sostanze chimiche, possano modulare i meccanismi
epigenetici, portando a variazioni nella funzione genica
senza alterare la sequenza del DNA. Questi
cambiamenti possono avere effetti duraturi,
influenzando non solo l'individuo esposto ma
potenzialmente anche le future generazioni.

Dieta e Epigenetica

La dieta è uno dei fattori ambientali più influenti
sull'epigenoma. Nutrienti specifici e il regime
alimentare possono alterare i pattern di metilazione del
DNA e le modificazioni degli istoni, influenzando
l'espressione genica in modi che possono promuovere
la salute o predisporre a malattie. Ad esempio, una
dieta ricca di folati, betaina e metionina può
influenzare il metabolismo della metilazione del DNA,
modificando l'espressione di geni coinvolti nel
metabolismo, nella riparazione del DNA e nella
regolazione genica. Questi cambiamenti possono

ridurre il rischio di malattie croniche come il cancro, le malattie cardiovascolari e il diabete.

Stress e Epigenetica

Lo stress, sia acuto che cronico, può avere un impatto significativo sull'epigenoma. L'esposizione allo stress può portare a modifiche epigenetiche che influenzano i geni coinvolti nella risposta allo stress e nella regolazione dell'umore, potenzialmente contribuendo allo sviluppo di disturbi psichiatrici e neurologici. Ad esempio, lo stress materno durante la gravidanza è stato associato a cambiamenti epigenetici nel nascituro che possono influenzare il rischio di disturbi dello sviluppo e comportamentali nella prole. Gli interventi mirati a ridurre lo stress e i suoi effetti epigenetici potrebbero quindi offrire benefici per la salute mentale e fisica.

Esposizione a Sostanze Chimiche e Epigenetica

L'esposizione a sostanze chimiche ambientali, inclusi inquinanti, metalli pesanti e composti presenti in plastica e cosmetici, può anche influenzare l'epigenoma. Queste sostanze possono alterare i pattern di metilazione del DNA e le modificazioni degli istoni, modificando l'espressione di geni coinvolti nella detossificazione, nella risposta allo stress ossidativo e nella regolazione ormonale. Tali effetti epigenetici possono aumentare il rischio di malattie, inclusi il cancro e disturbi endocrini, sottolineando l'importanza di monitorare e limitare l'esposizione a sostanze chimiche nocive.

Trasmissione Transgenerazionale degli Effetti Epigenetici

Un aspetto particolarmente intrigante dell'interazione tra epigenetica e ambiente è la possibilità di trasmissione transgenerazionale di modifiche epigenetiche. Gli effetti epigenetici indotti dall'ambiente possono essere ereditati da una generazione all'altra, portando a cambiamenti nella suscettibilità alle malattie e nei tratti fenotipici che si manifestano anche in assenza di ulteriore esposizione. Questo concetto sfida le nostre idee tradizionali sull'ereditarietà e sottolinea l'importanza di mantenere un ambiente salubre non solo per la salute individuale ma anche per il benessere delle future generazioni.

Sfide e Prospettive Future

L'interazione tra epigenetica e ambiente apre nuove frontiere nella comprensione di come l'espressione genica sia influenzata da fattori esterni e offre prospettive promettenti per prevenire e trattare malattie attraverso modifiche dello stile di vita e interventi ambientali. Tuttavia, affrontare la complessità di queste interazioni e tradurre questa conoscenza in strategie di salute pubblica efficaci richiede ulteriori ricerche e un approccio interdisciplinare che integri la biologia, l'ecologia, la medicina e le scienze sociali.

In conclusione, l'esplorazione dell'interazione tra epigenetica e ambiente sottolinea il potere dei fattori esterni di modellare la nostra biologia in modi profondi e duraturi. Questa comprensione non solo arricchisce la nostra conoscenza della regolazione genica ma apre anche la strada a nuovi approcci per promuovere la salute e il benessere attraverso la gestione consapevole dell'ambiente e dello stile di vita.

Mentre approfondiamo ulteriormente l'interazione tra epigenetica e fattori ambientali, diventa evidente che questa relazione è di vasta portata, influenzando ogni aspetto della biologia e della salute umana. La comprensione di come la dieta, lo stress, e l'esposizione a sostanze chimiche modulino l'epigenoma apre nuove vie per comprendere la malattia e per lo sviluppo di strategie preventive e terapeutiche.

Epigenetica e Microbioma

Un'area emergente di interesse è l'interazione tra l'epigenetica e il microbioma. Il microbioma, l'insieme di tutti i microbi che vivono in simbiosi con l'organismo umano, influisce sull'epigenoma attraverso la produzione di metaboliti che possono servire come cofattori o inibitori di enzimi coinvolti nella modifica dell'epigenoma. Questa interazione suggerisce che la composizione del microbioma, influenzata dalla dieta e dall'esposizione ad antibiotici, può avere effetti profondi sull'espressione genica dell'ospite e sulla suscettibilità alle malattie.

Invecchiamento Epigenetico

L'ambiente gioca un ruolo cruciale anche nell'invecchiamento epigenetico. Modifiche epigenetiche accumulate nel tempo, come la metilazione del DNA, possono servire come biomarcatori dell'età biologica, che spesso diverge dall'età cronologica a causa di fattori di stile di vita e ambientali. La ricerca su come i fattori ambientali influenzino l'invecchiamento epigenetico potrebbe offrire strategie per rallentare il processo di invecchiamento e per migliorare la longevità e la qualità della vita.

Esposizione Ambientale e Risposta Epigenetica nella Salute Riproduttiva

L'epigenetica svolge un ruolo significativo anche nella salute riproduttiva, dove l'esposizione a fattori ambientali può influenzare l'espressione genica nel gameti o negli embrioni precoci, con potenziali effetti sulla fertilità, sullo sviluppo fetale e sulla salute della prole. Comprendere come l'esposizione a sostanze chimiche endocrine-disruptive, metalli pesanti e altri inquinanti possa influenzare l'epigenoma riproduttivo è cruciale per prevenire anomalie dello sviluppo e malattie trasmissibili alle future generazioni.

Stress Psicosociale, Ambiente e Salute Mentale

Lo stress psicosociale, comprese le esperienze traumatiche e l'isolamento sociale, ha dimostrato di lasciare un'impronta epigenetica che può influenzare il rischio di disturbi psichiatrici. L'implicazione è che gli interventi volti a ridurre lo stress psicosociale e a migliorare il supporto sociale potrebbero avere effetti benefici sull'epigenoma, riducendo il rischio di depressione, ansia e altri disturbi della salute mentale.

Sfide nell'Applicazione della Conoscenza Epigenetica

Nonostante le potenzialità, applicare la conoscenza dell'interazione tra epigenetica e ambiente presenta sfide significative. La natura complessa e dinamica dell'epigenoma, la difficoltà nel distinguere tra cause ed effetti e la variabilità individuale richiedono approcci sofisticati per la ricerca e l'interpretazione dei dati. Inoltre, le implicazioni etiche della modifica dell'epigenoma richiedono una riflessione approfondita, soprattutto quando si considerano interventi che potrebbero avere effetti transgenerazionali.

In conclusione, la crescente comprensione dell'interazione tra epigenetica e ambiente illumina la complessa rete di influenze che modulano l'espressione genica e la salute umana. Mentre esploriamo questi meccanismi, emergono nuove possibilità per la prevenzione e il trattamento delle malattie, sottolineando l'importanza di un ambiente salubre e di uno stile di vita sano. Questa ricerca offre non solo speranza per nuove terapie ma anche una maggiore consapevolezza di come le nostre scelte e il nostro ambiente modellino la nostra biologia in modi profondi e duraturi.

Approfondendo ulteriormente l'interazione tra epigenetica e ambiente, emergono nuovi strati di complessità che rivelano come fattori ambientali estremamente variabili possano avere un impatto diretto e misurabile sull'espressione genica. Questa continua esplorazione non solo arricchisce la nostra comprensione della plasticità biologica ma apre anche la strada a nuovi metodi per affrontare le sfide sanitarie attraverso l'ottimizzazione ambientale e la modulazione epigenetica.

Il Ruolo dell'Attività Fisica sull'Epigenoma

L'attività fisica emerge come un potente modulatore epigenetico, con la capacità di indurre modifiche benefiche nel profilo epigenetico associato a miglioramenti nella salute metabolica, cardiovascolare e mentale. L'esercizio fisico può influenzare l'epigenoma attraverso vari meccanismi, tra cui la modulazione della metilazione del DNA e le modificazioni degli istoni, che possono attivare geni correlati alla salute o reprimere quelli associati a malattie. Questo evidenzia l'attività fisica non solo come uno strumento per mantenere un buon stato di salute ma anche come una potenziale strategia terapeutica per modulare specifici pathway epigenetici.

Epigenetica, Invecchiamento e Nutrizione

Approfondimenti recenti nel campo dell'epigenetica hanno anche rivelato come la nutrizione possa interagire con i processi di invecchiamento attraverso meccanismi epigenetici. Dieta e specifici nutrienti possono influenzare gli "orologi epigenetici", strutture molecolari che riflettono l'età biologica di un individuo e possono predire la longevità e il rischio di sviluppare malattie legate all'età. Ad esempio, regimi dietetici come la restrizione calorica hanno mostrato effetti epigenetici che rallentano alcuni aspetti dell'invecchiamento, suggerendo un link diretto tra la dieta, l'epigenetica e la longevità.

Impatto delle Condizioni Ambientali Precoci

L'esposizione a condizioni ambientali sfavorevoli durante le fasi critiche dello sviluppo, come la gestazione e la prima infanzia, può lasciare "impronte" epigenetiche durature che influenzano la salute e la suscettibilità alle malattie in seguito nella vita. Questi effetti epigenetici possono variare dall'alterazione dei sistemi immunitario e metabolico alla predisposizione a disturbi psichiatrici, evidenziando l'importanza critica di condizioni di vita salubri durante questi periodi vulnerabili.

Interazioni Epigenetiche e Salute Ambientale

La crescente comprensione delle interazioni epigenetiche mette in luce l'importanza di considerare la salute ambientale come un componente chiave della salute pubblica. L'inquinamento atmosferico, le sostanze chimiche tossiche negli ambienti di vita e di lavoro e persino il rumore possono avere effetti epigenetici che contribuiscono all'insorgenza di malattie. Questa consapevolezza richiede politiche e pratiche che minimizzino queste esposizioni nocive per proteggere e promuovere la salute umana a livello collettivo.

Sfide nell'Integrazione di Approcci Epigenetici nella Pratica Clinica

Mentre il potenziale degli approcci epigenetici per informare nuove strategie terapeutiche e preventive è immenso, l'integrazione di queste conoscenze nella pratica clinica presenta sfide. Le questioni che vanno dalla standardizzazione dei test epigenetici alla personalizzazione delle terapie richiedono attenzione. Inoltre, l'educazione dei professionisti della salute e del pubblico sull'importanza dei fattori epigenetici nella salute richiede sforzi continui.

In conclusione, l'esplorazione dell'interazione tra epigenetica e ambiente sottolinea il potente ruolo che i fattori esterni giocano nella regolazione dell'espressione genica e nella salute umana. Man mano che ampliamo la nostra comprensione di questi meccanismi complessi, ci avviciniamo a sfruttare il potenziale dell'epigenetica per promuovere il benessere, prevenire le malattie e trattare condizioni esistenti con approcci innovativi e mirati. La ricerca futura in questo campo promette di continuare a sfidare le nostre attuali comprensioni e a offrire nuove opportunità per migliorare la salute umana in modo profondo e duraturo.

Mentre proseguiamo nell'approfondire l'interazione tra l'epigenetica e i fattori ambientali, emergono ulteriori considerazioni che evidenziano la profonda interconnessione tra il nostro ambiente, le nostre scelte di vita e la nostra biologia. Questa esplorazione non solo sottolinea l'importanza degli ambienti in cui viviamo e delle scelte che facciamo ma apre anche la strada a strategie innovative per migliorare la salute pubblica.

Epigenetica e Esposizione Luminosa

L'esposizione alla luce, sia naturale che artificiale, ha effetti significativi sull'epigenoma, influenzando ritmi circadiani, umore e persino la salute metabolica. La luce influisce sulle modifiche epigenetiche nelle regioni del cervello coinvolte nella regolazione dei ritmi circadiani, potenzialmente modificando l'espressione genica in modi che influenzano il sonno, l'umore e il metabolismo. Questo suggerisce che la gestione dell'esposizione alla luce potrebbe essere un approccio epigenetico per migliorare la salute e il benessere.

Effetti Inter- e Transgenerazionali dell'Esposizione Ambientale

L'ambiente non solo modula l'epigenoma di un individuo ma può anche avere effetti che si estendono oltre la vita di un singolo individuo, influenzando le generazioni future. Gli effetti transgenerazionali dell'esposizione a fattori di stress ambientali, come l'inquinamento o la malnutrizione, possono modificare l'epigenoma di discendenti che non hanno mai sperimentato direttamente lo stressor. Questa eredità epigenetica solleva questioni importanti sulla salute pubblica e sulla prevenzione delle malattie, sottolineando l'importanza di ambientesalubre per il benessere a lungo termine delle popolazioni.

Epigenetica, Attività Fisica e Benessere Psicologico

Oltre agli effetti ben documentati sull'epigenoma e sulla salute fisica, l'attività fisica ha anche implicazioni epigenetiche per il benessere psicologico. L'esercizio fisico può indurre modifiche epigenetiche che influenzano i geni legati alla neuroplasticità e alla funzione cerebrale, offrendo potenziali meccanismi attraverso i quali l'attività fisica può migliorare l'umore e la resilienza allo stress. Questo rafforza il ruolo dell'esercizio non solo come strumento per la salute fisica ma anche come componente critica della salute mentale.

Sfide nella Personalizzazione della Medicina Epigenetica

Nonostante il promettente potenziale di interventi epigenetici personalizzati per la prevenzione e il trattamento delle malattie, la personalizzazione della medicina epigenetica presenta sfide significative. La variabilità individuale nelle risposte epigenetiche agli interventi ambientali richiede una comprensione dettagliata dei pattern epigenetici e della loro interazione con fattori genetici e ambientali unici. Sviluppare approcci personalizzati che tengano conto di questa complessità richiederà avanzamenti nelle tecnologie diagnostice e analitiche, nonché strategie innovative per l'integrazione dei dati.

Considerazioni Etiche nell'Epigenetica Ambientale

Man mano che esploriamo le implicazioni dell'interazione tra epigenetica e ambiente, emergono considerazioni etiche cruciali. La consapevolezza che l'ambiente possa avere effetti duraturi e potenzialmente ereditabili sull'epigenoma solleva questioni riguardanti la responsabilità sociale e la giustizia ambientale. Garantire un ambiente salubre diventa non solo una questione di salute individuale ma anche di equità intergenerazionale, richiedendo un impegno collettivo verso pratiche sostenibili e politiche che proteggano gli ambienti in cui viviamo.

In conclusione, il continuo approfondimento dell'interazione tra epigenetica e ambiente svela la complessa rete di fattori che modulano l'espressione genica e influenzano la salute e la malattia. Questa comprensione non solo arricchisce la nostra conoscenza della biologia ma apre anche nuove possibilità per interventi preventivi e terapeutici che tengano conto dell'ambiente e dello stile di vita. Affrontare le sfide presentate da questa complessa interazione richiederà approcci interdisciplinari e collaborativi, nonché una riflessione etica sulla gestione dell'impatto ambientale sulla salute umana.

L'esplorazione dell'interazione tra epigenetica e ambiente continua a rivelare livelli sempre più profondi di complessità, mostrando come vari fattori ambientali influenzino in modo significativo la nostra biologia a un livello molecolare. Questa comprensione arricchisce non solo il nostro apprezzamento per la dinamica della vita ma apre anche la porta a nuove strategie per promuovere la salute e prevenire le malattie attraverso l'ambiente e lo stile di vita.

Epigenetica e il Cambiamento Climatico

Il cambiamento climatico rappresenta una sfida ambientale globale con implicazioni dirette e indirette sull'epigenetica umana. L'aumento delle temperature, le variazioni nella qualità dell'aria e dell'acqua, e la modificazione degli ecosistemi possono influenzare l'esposizione a stressori ambientali che modulano l'epigenoma. Ad esempio, l'aumento dell'inquinamento atmosferico è stato collegato a cambiamenti epigenetici associati a malattie respiratorie e cardiovascolari. Comprendere come il cambiamento climatico influenzi l'epigenetica è fondamentale per sviluppare strategie di adattamento e mitigazione che proteggano la salute pubblica.

Tecnologie Avanzate per lo Studio dell'Epigenetica Ambientale

L'evoluzione delle tecnologie di sequenziamento e analisi bioinformatica sta rivoluzionando lo studio dell'epigenetica ambientale, permettendo una mappatura e analisi più dettagliate delle modifiche epigenetiche e del loro legame con l'esposizione ambientale. Questi strumenti avanzati facilitano lo studio di come specifici fattori ambientali, dalla dieta all'inquinamento, influenzino l'epigenoma su larga scala, aprendo nuove vie per la ricerca personalizzata e la medicina di precisione.

Epigenetica, Educazione e Apprendimento

Interessanti ricerche indicano che anche l'educazione e le esperienze di apprendimento possono avere effetti epigenetici, influenzando le capacità cognitive e il potenziale di apprendimento. Questi studi suggeriscono che l'ambiente educativo e le esperienze di apprendimento possono lasciare impronte epigenetiche che modulano l'espressione di geni coinvolti nella funzione cerebrale e nella neuroplasticità. Tali scoperte sottolineano l'importanza di ambienti educativi stimolanti per promuovere lo sviluppo cognitivo e l'apprendimento lungo tutto l'arco della vita.

Disuguaglianze Sociali e Salute Epigenetica

L'interazione tra epigenetica e ambiente solleva anche questioni di disuguaglianza sociale e salute. Le differenze nell'accesso a cibo sano, ambienti di vita sicuri, opportunità educative e risorse per gestire lo stress possono portare a disparità nelle modifiche epigenetiche e, di conseguenza, nella suscettibilità alle malattie. Questa comprensione richiede un impegno verso la riduzione delle disuguaglianze sociali come parte integrante delle strategie di salute pubblica, garantendo che tutti abbiano l'opportunità di beneficiare di ambienti che supportano una buona salute epigenetica.

Prospettive Future per l'Epigenetica Ambientale

Man mano che progrediamo nella nostra comprensione delle complesse interazioni tra epigenetica e ambiente, emergono prospettive entusiasmanti per la prevenzione e il trattamento delle malattie. L'adozione di approcci che integrino la modulazione epigenetica attraverso cambiamenti ambientali e dello stile di vita promette di affrontare le radici epigenetiche di molte malattie. Questa strategia, unita a un maggiore impegno verso la creazione di ambienti più salubri, potrebbe trasformare radicalmente il nostro approccio alla salute e al benessere.

In conclusione, la continua esplorazione dell'epigenetica ambientale ci fornisce una comprensione più profonda di come l'ambiente moduli la nostra biologia a livelli fondamentali, influenzando la salute attraverso le generazioni. Questa area di ricerca non solo promette di rivelare nuove conoscenze sulla regolazione genica ma offre anche la promessa di nuove strategie per migliorare la salute umana in un mondo in rapido cambiamento, sottolineando l'importanza di vivere in armonia con il nostro ambiente per promuovere un futuro più sano per tutti.

La continua esplorazione dell'interazione tra epigenetica e ambiente apre nuove frontiere nella nostra comprensione di come l'espressione genica sia influenzata da un insieme dinamico di fattori esterni.

Questa comprensione arricchita non solo evidenzia l'importanza dell'ambiente in cui viviamo ma solleva anche considerazioni cruciali per l'approccio alle terapie mediche, alla salute pubblica e alle politiche ambientali.

Impatto dell'Urbanizzazione sull'Epigenetica

L'urbanizzazione e le conseguenti modifiche negli stili di vita, nella dieta e nell'esposizione a inquinanti ambientali urbani offrono un contesto unico per studiare gli effetti ambientali sull'epigenetica. La densità di popolazione, l'inquinamento atmosferico, il rumore e l'illuminazione notturna in aree urbane possono tutti contribuire a modifiche epigenetiche con implicazioni significative per la salute mentale e fisica. La ricerca in questo ambito può guidare lo sviluppo di strategie di urbanizzazione più sane, con un focus sulla minimizzazione degli impatti ambientali negativi sulla salute epigenetica.

Il Ruolo della Tecnologia e dell'Esposizione Digitale

Nell'era digitale, anche l'esposizione alla tecnologia e ai media digitali emerge come un fattore ambientale con potenziali effetti epigenetici. L'uso prolungato di dispositivi elettronici e l'esposizione a campi elettromagnetici possono influenzare l'epigenoma, con studi preliminari che suggeriscono collegamenti tra uso eccessivo di tecnologia e modifiche epigenetiche associate a stress e ansia. Comprendere meglio questi effetti è fondamentale per orientare le raccomandazioni sull'uso della tecnologia e per mitigare potenziali impatti negativi sulla salute.

Biodiversità, Contatto con la Natura e Epigenetica

L'interazione con ambienti naturali e la biodiversità è stata associata a effetti positivi sull'epigenetica e sulla salute generale. Il contatto con la natura può ridurre lo stress, migliorare il benessere psicologico e portare a modifiche epigenetiche benefiche. Questi effetti sottolineano l'importanza di preservare gli spazi naturali e di incoraggiare l'interazione con la natura come strategia per promuovere una buona salute epigenetica e generale.

Disparità di Salute Epigenetica

Le disparità nella salute epigenetica riflettono le disuguaglianze sociali ed economiche, con individui in ambienti svantaggiati che spesso subiscono gli effetti più gravi dell'esposizione a fattori di stress ambientale nocivi. Questa consapevolezza richiede un rinnovato impegno verso la riduzione delle disparità di salute attraverso politiche che affrontino sia le cause ambientali che quelle socioeconomiche delle modifiche epigenetiche nocive.

Prospettive Future per l'Intervento Epigenetico

Man mano che la ricerca avanza, si apre la possibilità di interventi mirati a modulare l'epigenoma per prevenire o trattare malattie. La nutrizione personalizzata, la gestione dello stress basata sull'epigenetica e le strategie di decontaminazione ambientale sono solo alcune delle aree che potrebbero beneficiare di approcci informati dall'epigenetica. Tuttavia, la realizzazione di questi interventi richiederà una comprensione più profonda dei meccanismi epigenetici e delle loro interazioni con una vasta gamma di fattori ambientali.

In conclusione, mentre continuiamo a disvelare la complessa rete di interazioni tra epigenetica e ambiente, ci avviciniamo a una nuova era di comprensione biologica e di intervento medico. Questa esplorazione non solo arricchisce la nostra conoscenza della vita ma promette anche di trasformare l'approccio alla prevenzione e al trattamento delle malattie, sottolineando l'importanza critica di un ambiente sano per il benessere epigenetico e generale. L'approccio futuro richiederà un'attenta considerazione delle complesse interazioni tra genetica, epigenetica e ambiente, assicurando che le strategie sviluppate siano tanto comprensive quanto efficaci.

L'indagine approfondita dell'interazione tra epigenetica e vari fattori ambientali, tra cui la dieta, lo stress, l'esposizione a sostanze chimiche, e l'influenza di stili di vita e condizioni socio-economiche, ha rivelato un complesso panorama di influenze che modellano l'espressione genica e determinano l'architettura della nostra salute e benessere. Questa esplorazione mette in luce il ruolo centrale dell'epigenetica come mediatore tra il nostro ambiente e il nostro genoma, sottolineando come le nostre interazioni con l'ambiente circostante lascino un'impronta misurabile e significativa sull'epigenoma, con effetti che possono estendersi oltre la vita di un individuo, influenzando persino le generazioni future.

Integrazione dell'Epigenetica nella Salute Pubblica

Il riconoscimento dell'impatto dei fattori ambientali sull'epigenetica porta a nuove considerazioni per la salute pubblica e la prevenzione delle malattie. Strategie di intervento che mirano a migliorare la qualità dell'ambiente, dal controllo dell'inquinamento alla promozione di diete sane e stili di vita attivi, diventano fondamentali per prevenire le modifiche epigenetiche associate a malattie croniche e migliorare la salute pubblica. Questo approccio richiede politiche informate che integrino la comprensione dell'epigenetica con gli sforzi per ridurre le esposizioni ambientali nocive e promuovere condizioni di vita salubri.

Sfide e Opportunità nella Ricerca Epigenetica

Mentre la ricerca epigenetica offre immense promesse per decifrare i meccanismi alla base della salute e della malattia, presenta anche sfide significative. La complessità dell'epigenoma, caratterizzata da una dinamica altamente specifica per tessuto e influenzata da una moltitudine di fattori ambientali e di stile di vita, richiede metodologie avanzate per la sua analisi e interpretazione. Inoltre, le implicazioni transgenerazionali dell'epigenetica sollevano questioni etiche importanti riguardanti l'ereditarietà delle condizioni di salute e la responsabilità verso le future generazioni.

Verso una Medicina Personalizzata e Preventiva

L'epigenetica sta aprendo nuovi percorsi verso la realizzazione di una medicina personalizzata e preventiva. La capacità di identificare modifiche epigenetiche specifiche associate a malattie offre la possibilità di interventi precoci e mirati che tengano conto delle predisposizioni individuali e delle esposizioni ambientali. Questa prospettiva richiede non solo innovazioni tecnologiche ma anche un cambiamento nel modo in cui concepiamo e implementiamo le cure mediche, spostando l'enfasi dalla cura delle malattie esistenti alla prevenzione basata sulla comprensione dell'interazione tra genetica, epigenetica e fattori ambientali.

Conclusione

In conclusione, l'interazione tra epigenetica e ambiente rivela un'interconnessione profonda tra noi e il mondo che ci circonda, con implicazioni significative per la nostra salute, il benessere e l'eredità biologica. Mentre continuiamo ad approfondire questa interazione, emergono opportunità per interventi mirati che possano migliorare la salute pubblica e prevenire malattie, sottolineando l'importanza di un ambiente salubre e di stili di vita sani. La sfida futura sarà integrare questa comprensione nell'approccio alla medicina, alla salute pubblica e alle politiche ambientali, per promuovere il benessere epigenetico e, di conseguenza, la salute generale su scala individuale e collettiva. L'avanzamento della ricerca epigenetica continua a illuminare il nostro percorso verso un futuro in cui la prevenzione delle malattie e la promozione della salute possono essere raggiunte con maggiore precisione e personalizzazione, rispettando l'interdipendenza tra la nostra biologia e l'ambiente che abitiamo.

7. Nutrizione ed Epigenetica: Approfondire il ruolo della nutrizione nello sviluppo epigenetico e nella prevenzione delle malattie.

La nutrizione svolge un ruolo cruciale nell'epigenetica, influenzando lo sviluppo epigenetico e offrendo vie promettenti per la prevenzione delle malattie attraverso la dieta. Gli alimenti che consumiamo possono avere effetti diretti sui meccanismi epigenetici, quali la metilazione del DNA e le modificazioni degli istoni, che a loro volta regolano l'espressione genica in vari processi biologici essenziali. Questa interazione tra nutrizione ed epigenetica apre prospettive significative per l'utilizzo della dieta come strumento per promuovere la salute e prevenire le malattie attraverso modifiche mirate dell'espressione genica.

Impatto della Nutrizione sulla Metilazione del DNA

La metilazione del DNA è uno dei meccanismi epigenetici più studiati, e la nutrizione gioca un ruolo chiave nel fornire i donatori di metile necessari per questo processo. Nutrienti come l'acido folico, la vitamina B12, la betaina e la colina sono essenziali per il ciclo della metionina, attraverso il quale il corpo produce S-adenosilmetionina (SAM), il principale donatore di gruppi metilici per la metilazione del DNA. Di conseguenza, una dieta ricca di questi nutrienti può promuovere un pattern di metilazione del DNA che favorisce la salute, mentre una loro carenza può portare a una metilazione anomala associata a diverse malattie, tra cui cancro, malattie cardiovascolari e disturbi neurologici.

Nutrizione, Modificazioni degli Istoni e Regolazione Genica

La nutrizione influisce anche sulle modificazioni degli istoni, che possono alterare la struttura della cromatina e influenzare l'accessibilità del DNA ai fattori trascrizionali. Ad esempio, la malnutrizione o l'eccesso di specifici nutrienti può modificare i livelli di acetilazione e metilazione degli istoni, portando a cambiamenti nell'espressione genica. Questi effetti epigenetici della nutrizione suggeriscono che le diete possono essere progettate per modulare specificamente la funzione genica in modo da prevenire malattie o promuovere la salute.

Effetti Transgenerazionali della Nutrizione

Gli effetti della nutrizione sull'epigenetica possono estendersi oltre l'individuo direttamente esposto, influenzando lo sviluppo epigenetico e la salute delle future generazioni. Studi hanno dimostrato che la nutrizione durante la gravidanza può influenzare l'epigenoma del feto, con potenziali effetti a lungo termine sulla salute del bambino. Questi effetti transgenerazionali sottolineano l'importanza di una nutrizione ottimale durante periodi critici di sviluppo, come la gravidanza e l'allattamento, per promuovere la salute attraverso le generazioni.

Nutrizione ed Epigenetica nella Prevenzione delle Malattie

La relazione tra nutrizione ed epigenetica offre una base promettente per lo sviluppo di strategie nutrizionali mirate per la prevenzione delle malattie. Personalizzare la dieta in base al profilo epigenetico individuale potrebbe ottimizzare la salute e ridurre il rischio di malattie croniche. Inoltre, l'identificazione di biomarcatori epigenetici specifici per la dieta può facilitare la valutazione dell'efficacia delle interviste nutrizionali e guidare la raccomandazione di diete personalizzate per la prevenzione e il trattamento delle malattie.

Sfide e Prospettive Future

Nonostante il promettente legame tra nutrizione ed epigenetica, vi sono sfide significative nella comprensione delle complesse interazioni e nell'applicazione pratica di queste conoscenze. La variabilità individuale nella risposta alle diete, l'influenza di altri fattori ambientali e genetici, e la necessità di studi longitudinali complessi per confermare gli effetti a lungo termine delle modifiche dietetiche sull'epigenoma sono tutte aree che richiedono ulteriori ricerche. Tuttavia, l'integrazione della scienza dell'epigenetica nella nutrizione offre una via potente per una medicina più personalizzata e preventiva, promettendo di trasformare il nostro approccio alla salute e alla malattia nel prossimo futuro.

In conclusione, l'intersezione tra nutrizione ed epigenetica rappresenta un campo dinamico e in rapida evoluzione della biologia e della medicina, con il potenziale di rivoluzionare la nostra comprensione e gestione della salute umana. Affrontando le sfide e sfruttando le opportunità presentate da questa interazione, possiamo avanzare verso un futuro in cui la nutrizione personalizzata e le strategie preventive basate sull'epigenetica diventano strumenti fondamentali nella lotta contro le malattie e nella promozione di una vita lunga e sana.

Proseguendo nell'analisi dell'interazione tra nutrizione ed epigenetica, emergono dettagli ancora più fini e complessi che approfondiscono la nostra comprensione di come i nutrienti modulino l'espressione genica a livello molecolare. Questi nuovi strati di conoscenza non solo arricchiscono il nostro quadro della biologia umana ma offrono anche prospettive innovative per affrontare questioni di salute pubblica e malattie croniche attraverso l'alimentazione.

Nutrienti Specifici e il loro Impatto Epigenetico

La ricerca continua a identificare l'impatto di specifici nutrienti sugli enzimi coinvolti nella regolazione epigenetica. Ad esempio, il resveratrolo, un polifenolo presente nel vino rosso e in altri alimenti, ha dimostrato di influenzare positivamente la salute cardiaca attraverso meccanismi epigenetici, tra cui la modulazione dell'attività degli istoni deacetilasi (HDAC). Allo stesso modo, i composti solforati trovati nell'aglio e nei vegetali cruciferi possono influenzare l'epigenoma promuovendo una metilazione del DNA protettiva contro il cancro. La decodifica di queste interazioni specifiche nutriente-enzima apre nuove vie per diete mirate che sfruttano il potenziale dei cibi per modulare l'espressione genica in modo salutare.

La Nutrizione Epigenetica e il Sistema Immunitario

Un'area di interesse crescente è l'impatto della nutrizione epigenetica sul sistema immunitario. L'alimentazione può influenzare l'epigenoma delle cellule immunitarie, modulando la loro risposta ai patogeni e potenzialmente riducendo l'infiammazione cronica, un fattore di rischio per molte malattie croniche. Questa comprensione suggerisce che l'adozione di specifici regimi alimentari può rafforzare

la risposta immunitaria e ridurre il rischio di malattie
infiammatorie, autoimmuni e infettive attraverso
modifiche epigenetiche mirate.

Interazioni tra Dieta, Epigenetica e Microbioma

L'interazione tra dieta, epigenetica e microbioma
intestinale rappresenta un campo di studio
affascinante. La dieta influisce sulla composizione del
microbioma, che a sua volta può produrre metaboliti
che influenzano l'epigenoma dell'ospite. Ad esempio,
alcuni batteri intestinali metabolizzano fibre dietetiche
per produrre acidi grassi a catena corta, che hanno
effetti epigenetici come l'inibizione delle HDAC.
Questo collegamento tridirezionale suggerisce che la
modulazione del microbioma attraverso la dieta
potrebbe offrire un approccio indiretto ma efficace per
influenzare l'epigenoma e promuovere la salute.

Sfide nella Traduzione della Ricerca Epigenetica in Pratica Clinica

Nonostante le promesse, la traduzione della ricerca
epigenetica in pratica clinica e raccomandazioni
dietetiche concrete presenta sfide. La variabilità
individuale nelle risposte epigenetiche alla nutrizione,
l'influenza di fattori ambientali e genetici complessi, e
la necessità di studi longitudinali per comprendere gli
effetti a lungo termine di specifici regimi alimentari
richiedono un'attenzione scrupolosa. Inoltre, lo
sviluppo di interventi nutrizionali che tengano conto
delle variazioni individuali nell'epigenoma richiederà

avanzamenti in tecniche di sequenziamento epigenetico e analisi dei dati su larga scala.

Prospettive per il Futuro della Nutrizione Epigenetica

Guardando al futuro, la nutrizione epigenetica si presenta come un campo promettente per lo sviluppo di strategie dietetiche personalizzate volte a ottimizzare la salute e prevenire malattie attraverso l'interazione diretta con l'epigenoma. Man mano che la nostra capacità di mappare l'epigenoma in risposta a specifici nutrienti diventa più sofisticata, emergono possibilità entusiasmanti per la medicina personalizzata e la salute pubblica. Questi sviluppi richiederanno un impegno continuo alla ricerca interdisciplinare, nonché una considerazione etica delle implicazioni di interventi epigenetici basati sulla dieta.

In conclusione, mentre esploriamo le profondità dell'interazione tra nutrizione ed epigenetica, ci avviciniamo a una comprensione più completa di come i nutrienti modulino la salute a livello molecolare. Questa ricerca non solo promette di rivelare nuovi percorsi per la prevenzione e il trattamento delle malattie ma sottolinea anche l'importanza di una nutrizione ottimale come fondamento per una vita lunga e sana.

Mentre continuiamo a esplorare le profondità dell'interazione tra nutrizione ed epigenetica, si svelano ulteriori dimensioni che ampliano la nostra comprensione di come i componenti dietetici

influenzino la salute umana a un livello molecolare.
Questo campo di ricerca offre prospettive uniche per
prevenire e trattare malattie, migliorare la salute e il
benessere generale, e persino influenzare l'espressione
genica delle future generazioni.

Il Ruolo degli Antiossidanti nella Modulazione Epigenetica

Gli antiossidanti presenti in alimenti come frutta,
verdura, tè e cioccolato fondente possono avere effetti
protettivi significativi sull'epigenoma. Questi nutrienti
combattono lo stress ossidativo, un fattore che può
portare a danni al DNA e modifiche epigenetiche
associate a malattie. La capacità degli antiossidanti di
influenzare positivamente l'epigenoma suggerisce che
una dieta ricca di questi nutrienti può servire come
strategia preventiva contro l'insorgenza di malattie
croniche legate all'età, come le malattie cardiovascolari
e alcuni tipi di cancro.

Dieta Mediterranea ed Epigenetica

La dieta mediterranea, ricca di grassi salutari,
antiossidanti, fibre e nutrienti essenziali, offre un
interessante modello di studio per gli effetti della
nutrizione sull'epigenetica. La ricerca ha dimostrato
che aderire a una dieta mediterranea può portare a
modifiche epigenetiche benefiche che riducono il
rischio di malattie cardiovascolari, migliorano la

funzione metabolica e potenzialmente allungano la vita. Questi studi evidenziano come specifici modelli dietetici possano essere utilizzati per modulare l'epigenoma in modo da promuovere la salute e prevenire le malattie.

Nutrizione, Epigenetica e Neuroplasticità

La nutrizione ha un impatto notevole anche sull'epigenetica del cervello, influenzando processi come la neuroplasticità, che è fondamentale per l'apprendimento, la memoria e la resilienza ai disturbi neurologici. Nutrienti come gli acidi grassi omega-3 sono stati associati a modifiche epigenetiche che promuovono la salute cerebrale e possono proteggere contro il declino cognitivo. Questi studi offrono la possibilità di intervenire attraverso la dieta per migliorare la salute del cervello e ridurre il rischio di disturbi neurodegenerativi.

Implicazioni Epigenetiche del Digiuno e della Restrizione Calorica

Il digiuno intermittente e la restrizione calorica sono due pratiche dietetiche che hanno mostrato effetti epigenetici potenzialmente benefici, come l'attivazione di vie di segnalazione che promuovono la longevità e proteggono contro il danno cellulare. Questi regimi alimentari possono indurre modifiche epigenetiche che mimano gli effetti dell'esercizio fisico e dello stress fisiologico, attivando meccanismi di sopravvivenza cellulare che possono ridurre l'infiammazione e migliorare la gestione dell'energia. Queste scoperte suggeriscono che la manipolazione dei modelli alimentari potrebbe essere un potente strumento per influenzare l'epigenoma in favore della salute e della longevità.

Sfide nell'Applicazione Clinica della Nutrizione Epigenetica

Nonostante il promettente potenziale della nutrizione epigenetica, vi sono sfide significative nell'applicazione dei suoi principi alla pratica clinica. La nutrizione umana è un sistema complesso influenzato da innumerevoli variabili, inclusi genetica individuale, stile di vita, e interazioni tra diversi nutrienti. Inoltre, la maggior parte delle ricerche si basa su studi osservazionali o su modelli animali, richiedendo cautela nell'estrapolare i risultati agli esseri umani. Tuttavia, l'integrazione di approcci epigenetici personalizzati nella nutrizione offre una strada promettente per la medicina preventiva e terapeutica, sottolineando la necessità di ulteriori ricerche mirate e studi clinici ben progettati.

In conclusione, la relazione tra nutrizione ed epigenetica apre un capitolo affascinante nella biologia e nella medicina, offrendo approfondimenti su come la dieta influenzi l'espressione genica e la salute attraverso le generazioni. Mentre continuiamo a decifrare questo complesso intreccio, emerge una visione più integrata della salute umana, dove la nutrizione personalizzata e le modifiche dello stile di vita svolgono un ruolo centrale nella prevenzione e nel trattamento delle malattie, promettendo un futuro in cui la medicina è altamente adattata alle esigenze epigenetiche individuali.

Proseguendo nell'esplorazione della nutrizione come influente attore nel teatro dell'epigenetica, emergono connessioni sempre più profonde e dettagliate che sottolineano la potenza della dieta non solo come fonte di energia e nutrienti ma come un vero e proprio modulatore dell'espressione genica e della salute a lungo termine.

Nutrizione Precoce e Programmazione Epigenetica

L'impatto della nutrizione si estende fin dai primissimi stadi della vita, con la nutrizione materna e infantile che gioca un ruolo critico nella programmazione epigenetica. Gli studi hanno dimostrato che la qualità della dieta materna durante la gravidanza può influenzare l'epigenoma del feto, con effetti che possono variare dall'impostazione del metabolismo a rischi modificati di malattie croniche in età adulta. Questo periodo di "programmazione" precoce sottolinea l'importanza di una nutrizione ottimale durante la gravidanza e l'allattamento per garantire il migliore start epigenetico possibile per la prole.

Il Ruolo degli Alimenti Bioattivi

Alimenti contenenti composti bioattivi, come polifenoli, carotenoidi e fitoestrogeni, mostrano la capacità di influenzare direttamente i meccanismi epigenetici. Questi composti possono agire come modulatori dell'espressione genica, offrendo protezione contro malattie croniche attraverso la loro capacità di influenzare la metilazione del DNA, le modificazioni degli istoni, e la produzione di miRNA. Ad esempio, il sulforafano, un composto trovato nei broccoli e in altri vegetali cruciferi, è noto per il suo potenziale nella prevenzione del cancro tramite meccanismi epigenetici.

Diseguaglianze nella Nutrizione e Effetti Epigenetici

Le diseguaglianze nell'accesso a cibi nutrienti e salutari portano a differenze nell'esposizione a composti dietetici che possono modulare l'epigenoma, evidenziando una dimensione sociale della nutrizione epigenetica. Le popolazioni in contesti socio-economici svantaggiati possono essere più esposte a diete di bassa qualità, con maggiori rischi di esposizione a modelli epigenetici associati a malattie. Questa osservazione sottolinea l'importanza di politiche e interventi pubblici mirati a ridurre le diseguaglianze nutrizionali e promuovere l'accesso universale a diete salutari.

Nutrizione ed Epigenetica nell'Invecchiamento

La nutrizione influisce sull'epigenetica anche nel contesto dell'invecchiamento, con la dieta che può sia accelerare sia rallentare i processi epigenetici associati all'età. Dieta e nutrienti specifici possono influenzare gli "orologi epigenetici", sistemi che stanno emergendo come potenti indicatori dell'età biologica rispetto all'età cronologica. Modificare la dieta per influenzare positivamente questi orologi epigenetici potrebbe diventare una strategia per promuovere un invecchiamento sano e ridurre l'incidenza di malattie legate all'età.

Verso una Nutrizione Personalizzata Basata sull'Epigenetica

Infine, l'evoluzione verso una nutrizione personalizzata basata sull'epigenetica si profila all'orizzonte. La comprensione di come specifici pattern dietetici influenzino l'individuo epigenoma offre la promessa di diete personalizzate capaci di ottimizzare la salute individuale e prevenire malattie su misura per il profilo epigenetico unico di ciascun individuo. Questo approccio richiederà progressi sia nella tecnologia di analisi epigenetica che nella capacità di integrare queste informazioni in consigli nutrizionali pratici.

In conclusione, il viaggio attraverso il paesaggio della nutrizione ed epigenetica ci rivela una connessione profonda e intricata tra ciò che mangiamo e come i nostri geni sono espressi, offrendo visioni rivoluzionarie su come potremmo sfruttare la dieta non solo per nutrire i nostri corpi ma anche per plasmare il nostro benessere epigenetico e influenzare positivamente la nostra salute e quella delle generazioni future. La ricerca futura in questo campo continuerà a sfidare, arricchire e trasformare la nostra comprensione dell'interazione dinamica tra nutrizione, epigenetica e salute.

La profonda immersione nell'intersezione tra nutrizione ed epigenetica ci ha portato attraverso un'esplorazione ricca e complessa di come la dieta influenzi l'espressione genica e moduli la salute a livello molecolare. Abbiamo scoperto che la nutrizione non agisce solo come combustibile per il corpo ma svolge un ruolo cruciale nel modulare l'epigenoma, influenzando lo sviluppo, la prevenzione delle malattie e il processo di invecchiamento. Questa comprensione apre prospettive straordinarie per la medicina preventiva e terapeutica, sottolineando il potere della dieta come strumento per migliorare la salute attraverso modifiche mirate dell'espressione genica.

Sintesi dei Punti Chiave

- **Nutrienti Specifici e Meccanismi Epigenetici**: Abbiamo esplorato come nutrienti specifici, come folati, vitamina B12, e polifenoli, contribuiscano alla metilazione del DNA e alle modificazioni degli istoni, influenzando l'espressione genica in modi che possono promuovere la salute o predisporre a malattie. L'interazione tra questi nutrienti e l'epigenoma sottolinea l'importanza di una dieta equilibrata per il mantenimento della salute epigenetica.

- **Effetti Transgenerazionali e Programmazione Epigenetica Precoce**: La nutrizione durante periodi critici di sviluppo, come la gravidanza, può avere effetti duraturi sull'epigenoma, influenzando la salute della prole e potenzialmente delle future generazioni. Questi effetti transgenerazionali evidenziano il ruolo della nutrizione non solo nell'immediato ma anche nel lungo termine, per la salute epigenetica attraverso le generazioni.

- **Dieta Mediterranea, Antiossidanti e Salute del Cervello**: Abbiamo visto come modelli dietetici specifici, in particolare la dieta mediterranea e l'assunzione di antiossidanti, possano influenzare positivamente l'epigenoma, promuovendo la salute cardiaca, la funzione cognitiva e la longevità. Queste scoperte supportano l'adozione di diete ricche di nutrienti bioattivi per modulare l'espressione genica in modo benefico.

- **Diseguaglianze nella Nutrizione e Implicazioni per la Salute Pubblica**: Le disuguaglianze nell'accesso a cibi nutrienti e salutari rappresentano una sfida significativa, con potenziali effetti negativi sull'epigenoma e sulla salute generale. Questa dimensione sociale dell'epigenetica nutrizionale richiede un impegno verso la riduzione delle disparità alimentari e la promozione dell'equità nella salute.

- **Prospettive Future e Medicina Personalizzata**: L'integrazione della nutrizione epigenetica nella pratica clinica promette di trasformare l'approccio alla salute e alla malattia, con potenziali strategie dietetiche personalizzate basate sull'epigenoma individuale. Questo approccio richiederà ulteriori ricerche e sviluppi tecnologici per realizzare pienamente il suo potenziale.

Conclusione Dettagliata

In conclusione, il viaggio attraverso il campo emergente della nutrizione epigenetica ci ha rivelato la profonda interazione tra la dieta e l'espressione genica, offrendo nuove comprensioni di come possiamo influenzare la nostra salute e quella delle future generazioni attraverso le scelte alimentari. Questa esplorazione ci incoraggia a considerare la nutrizione non solo in termini di apporto calorico e bisogni nutrizionali ma come un potente strumento epigenetico con la capacità di modulare la salute a un livello molto fondamentale.

Mentre avanziamo, la sfida sarà applicare queste conoscenze in modo pratico e etico, traducendo la ricerca epigenetica in raccomandazioni dietetiche personalizzate che possano essere integrate nella vita quotidiana delle persone. La collaborazione tra ricercatori, clinici e policymaker sarà cruciale per navigare le complessità di questa intersezione tra dieta ed epigenetica, con l'obiettivo ultimo di promuovere la salute pubblica e prevenire le malattie in un contesto globale sempre più consapevole dell'importanza dell'epigenetica.

La nutrizione epigenetica rappresenta così un capitolo affascinante e promettente nella scienza della salute, che invita a un rinnovato apprezzamento per il potere della dieta e a un impegno per una ricerca continua che possa sbloccare ulteriori segreti dell'epigenoma per il beneficio dell'umanità.

8. Epigenetica e Malattie: Esplorare la relazione tra modificazioni epigenetiche e lo sviluppo di malattie come il cancro, le malattie cardiache e le malattie neurodegenerative.

L'epigenetica gioca un ruolo cruciale nella regolazione dell'espressione genica e, quando queste regolazioni vengono alterate, possono contribuire allo sviluppo di varie malattie, inclusi il cancro, le malattie cardiache e le malattie neurodegenerative. Queste modificazioni epigenetiche non cambiano la sequenza del DNA ma influenzano come i geni vengono "letti" dalle cellule, potendo così attivare o reprimere geni inappropriatamente e portare a disfunzioni cellulari.

Epigenetica e Cancro

Il cancro è forse l'esempio più studiato di come le alterazioni epigenetiche contribuiscano alla malattia. Le modificazioni epigenetiche nel cancro includono la metilazione anormale del DNA e le modificazioni degli istoni, che possono portare alla silenziazione dei geni soppressori tumorali o all'attivazione dei geni oncogeni. Queste alterazioni possono promuovere la proliferazione cellulare incontrollata, la resistenza alla morte cellulare, l'angiogenesi e la metastasi. La comprensione di questi meccanismi epigenetici nel cancro ha portato allo sviluppo di terapie epigenetiche mirate, come gli inibitori delle DNA metiltransferasi e delle deacetilasi degli istoni, che cercano di ripristinare un'espressione genica normale nelle cellule tumorali.

Epigenetica e Malattie Cardiache

Le malattie cardiache, tra cui l'aterosclerosi e l'ipertensione, sono state associate a modificazioni epigenetiche indotte da fattori come la dieta, lo stile di vita e l'esposizione ambientale. La metilazione del DNA e le modificazioni degli istoni possono influenzare l'espressione dei geni coinvolti nella risposta infiammatoria, nel metabolismo lipidico e nella funzione endoteliale, contribuendo alla patogenesi delle malattie cardiache. Gli interventi epigenetici che mirano a modificare questi pathway attraverso cambiamenti nello stile di vita o con farmaci specifici rappresentano un'area di ricerca promettente per la prevenzione e il trattamento delle malattie cardiache.

Epigenetica e Malattie Neurodegenerative

Le malattie neurodegenerative, come la malattia di Alzheimer, la malattia di Parkinson e la sclerosi laterale amiotrofica, sono state associate a modificazioni epigenetiche che influenzano la neuroplasticità, la sopravvivenza dei neuroni e l'infiammazione. Per esempio, nella malattia di Alzheimer, alterazioni nella metilazione del DNA e modificazioni degli istoni possono contribuire alla

produzione anomala di peptide beta-amiloide e alla
formazione di placche neurofibrillari, caratteristiche
patologiche della malattia. L'identificazione di
specifiche modificazioni epigenetiche associate a
queste malattie offre la possibilità di sviluppare
biomarcatori per la diagnosi precoce e strategie
terapeutiche mirate.

Sfide e Prospettive

Nonostante il progresso nella comprensione
dell'epigenetica nelle malattie, rimangono numerose
sfide. La complessità dei meccanismi epigenetici, la
loro variabilità tra individui e tessuti e la loro
interazione con fattori genetici e ambientali richiedono
ulteriori ricerche per una piena comprensione. Inoltre,
lo sviluppo di terapie epigenetiche richiede una
precisione elevata per evitare effetti collaterali
indesiderati e per assicurare che le modifiche
epigenetiche desiderate siano durevoli e specifiche per
le cellule malate.

In conclusione, l'esplorazione della relazione tra
modificazioni epigenetiche e lo sviluppo di malattie ha
rivelato meccanismi complessi attraverso i quali
l'ambiente, lo stile di vita e la predisposizione genetica
interagiscono per influenzare la salute. Mentre
continuiamo a decifrare questi intricati network
epigenetici, emergono nuove speranze per interventi
preventivi e terapie mirate che possano un giorno
trasformare il trattamento delle malattie croniche e
migliorare la qualità della vita delle persone affette.

Proseguendo nell'analisi dell'interazione tra epigenetica e malattie, diventa evidente che la nostra comprensione dei meccanismi epigenetici fornisce una prospettiva cruciale sulle modalità attraverso cui le alterazioni a livello molecolare possono influenzare lo sviluppo e la progressione di patologie complesse. Questa area di ricerca offre non solo una visione più profonda della biologia delle malattie ma apre anche la strada a strategie innovative per il trattamento e la prevenzione.

Implicazioni Epigenetiche nelle Malattie Metaboliche

Le malattie metaboliche, come il diabete di tipo 2 e l'obesità, mostrano una forte correlazione con specifiche modificazioni epigenetiche. Fattori come la dieta, l'attività fisica e anche lo stress possono indurre cambiamenti epigenetici che alterano l'espressione di geni coinvolti nel metabolismo del glucosio e dei lipidi. Questi cambiamenti possono contribuire alla resistenza all'insulina, all'infiammazione cronica e all'accumulo di tessuto adiposo, fattori tutti implicati nello sviluppo di malattie metaboliche. La possibilità di invertire questi cambiamenti epigenetici attraverso modifiche dello stile di vita o trattamenti farmacologici mirati rappresenta un'area di grande interesse nella ricerca sulle malattie metaboliche.

Epigenetica e Risposta Immunitaria

Le alterazioni epigenetiche hanno un ruolo significativo anche nella modulazione della risposta immunitaria, influenzando lo sviluppo di malattie autoimmuni come l'artrite reumatoide e il lupus eritematoso sistemico. Queste malattie sono caratterizzate da una risposta immunitaria iperattiva contro i tessuti sani del corpo, con modificazioni epigenetiche che possono alterare l'espressione di geni critici per la tolleranza immunitaria. La comprensione di come i fattori ambientali e lo stile di vita influenzino queste modifiche epigenetiche apre possibilità per terapie che ripristinano l'equilibrio immunitario.

L'Epigenetica nella Riparazione del DNA e nell'Invecchiamento

Un'altra area di ricerca importante è il ruolo dell'epigenetica nella riparazione del DNA e nei processi di invecchiamento. Le alterazioni epigenetiche possono influenzare la capacità delle cellule di riparare il DNA danneggiato, contribuendo all'accumulo di mutazioni che possono portare allo sviluppo di malattie croniche e al processo di invecchiamento. Interventi mirati a mantenere o ripristinare meccanismi epigenetici sani possono offrire nuove strategie per promuovere la longevità e ridurre l'incidenza di malattie associate all'età.

Sfide nel Trattamento delle Malattie attraverso l'Epigenetica

Nonostante il potenziale promettente dell'epigenetica nella medicina personalizzata, esistono sfide significative nel tradurre queste conoscenze in trattamenti efficaci. La specificità delle modifiche epigenetiche necessarie per correggere disfunzioni genetiche senza influenzare negativamente altre parti del genoma richiede un'accuratezza e una precisione elevata. Inoltre, la reversibilità di molte modifiche epigenetiche, sebbene sia una caratteristica promettente per il trattamento, pone anche la sfida di garantire che gli effetti terapeutici siano durevoli nel tempo.

Prospettive Future

Mentre proseguiamo nella nostra esplorazione dell'epigenetica e delle sue implicazioni nelle malattie, la ricerca continua a svelare nuove vie attraverso cui le modificazioni epigenetiche possono essere sfruttate per migliorare la diagnosi, il trattamento e la prevenzione delle malattie. La collaborazione interdisciplinare tra genetisti, epigenetisti, biologi molecolari e clinici è fondamentale per sfruttare appieno il potenziale dell'epigenetica nella lotta contro le malattie. Man mano che approfondiamo la nostra comprensione dei meccanismi epigenetici sottostanti alle malattie, emergono nuove speranze per interventi più mirati e personalizzati che potrebbero trasformare radicalmente l'approccio alla salute e alla malattia nel prossimo futuro.

In conclusione, l'epigenetica offre un potente strumento per comprendere e combattere le malattie, rivelando come le interazioni tra il nostro genoma e l'ambiente modulino la nostra salute in modi complessi e interconnessi. Questo campo in rapida evoluzione promette di illuminare nuove strade per migliorare la salute umana attraverso interventi mirati che modulano l'espressione genica per combattere le malattie e promuovere il benessere a lungo termine.

Approfondendo ulteriormente l'esplorazione della connessione tra epigenetica e malattie, ci immergiamo in un'area di ricerca che continua a svelare come le modifiche epigenetiche non solo predispongano a condizioni patologiche ma offrano anche una finestra sulle possibilità terapeutiche. Questa profonda immersione ci permette di apprezzare in maniera più completa l'impatto dell'ambiente, delle scelte di vita e persino delle esperienze individuali sul panorama epigenetico e, di conseguenza, sulla salute umana.

Epigenetica e Resistenza ai Farmaci

Un ambito di particolare interesse riguarda il ruolo dell'epigenetica nella resistenza ai farmaci, un ostacolo significativo nel trattamento di malattie come il cancro. Le modificazioni epigenetiche possono attivare vie di sopravvivenza cellulare o modulare l'espressione di pompe di efflusso di farmaci, contribuendo alla resistenza alla chemioterapia. La decodifica di questi meccanismi epigenetici apre la strada a strategie per prevenire o invertire la resistenza ai farmaci, potenziando l'efficacia delle terapie esistenti.

Epigenetica, Infiammazione e Malattie Autoimmuni

L'infiammazione cronica è un fattore comune in molte malattie, comprese quelle autoimmuni, metaboliche e neurodegenerative. Le modificazioni epigenetiche possono influenzare l'attivazione e la regolazione dei geni coinvolti nei percorsi infiammatori. Comprendere come l'epigenetica moduli l'infiammazione offre possibilità per interventi che mirano a ridurre l'infiammazione cronica e il suo impatto sulle malattie correlate.

Impatto Epigenetico dell'Esposizione Precoce a Stress

L'esposizione a stress in fasi precoci della vita, inclusi stress prenatali e postnatali, può lasciare un'impronta epigenetica con implicazioni a lungo termine per la salute. Queste modifiche epigenetiche possono predisporre a malattie psichiatriche e neurologiche, come la depressione e l'ansia, e influenzare la risposta allo stress in età adulta. La ricerca su questi effetti offre speranze per interventi preventivi e terapeutici che mirano a mitigare gli impatti negativi dello stress precoce.

Nutrizione Epigenetica e Prevenzione delle Malattie

Il legame tra nutrizione ed epigenetica estende la nostra comprensione di come la dieta possa prevenire o contribuire allo sviluppo di malattie. La nutrizione può influenzare direttamente i meccanismi epigenetici, offrendo un approccio preventivo e terapeutico per contrastare l'insorgenza e la progressione delle malattie. Dieta e supplementi nutrizionali possono essere progettati per modulare l'espressione genica in modi che promuovono la salute e riducono il rischio di malattie croniche.

La Promessa dell'Editing Epigenetico

L'avvento dell'editing epigenetico, che consente modifiche precise e mirate dei pattern epigenetici senza alterare la sequenza del DNA, rappresenta una frontiera promettente per il trattamento delle malattie. Questa tecnologia offre il potenziale per correggere disfunzioni epigenetiche alla radice di molte malattie, apportando modifiche sostenibili che possono ripristinare l'espressione genica normale e la funzione cellulare.

Sfide nel Collegamento tra Epigenetica e Malattie

Nonostante i progressi, rimangono sfide significative nel collegamento causale diretto tra specifiche modificazioni epigenetiche e malattie. La complessità dei sistemi biologici, la reversibilità delle modificazioni epigenetiche e l'influenza di molteplici fattori genetici ed ambientali rendono difficile isolare l'effetto preciso delle alterazioni epigenetiche sullo sviluppo delle malattie. Inoltre, la traduzione di queste scoperte in trattamenti clinici richiede una comprensione approfondita e metodi per modulare l'epigenoma in modo sicuro ed efficace.

In conclusione, la profonda connessione tra epigenetica e malattie sottolinea l'importanza di continuare ad esplorare questo campo per sbloccare nuove comprensioni della patogenesi delle malattie e per sviluppare strategie terapeutiche innovative. Man mano che la ricerca avanza, ci avviciniamo a un futuro in cui l'epigenetica gioca un ruolo centrale nella prevenzione, diagnosi e trattamento delle malattie, promettendo di trasformare il panorama della medicina moderna e di offrire nuove speranze per i pazienti affetti da una vasta gamma di condizioni patologiche.

Mentre ci addentriamo ulteriormente nell'intersezione tra epigenetica e malattie, emergono dettagli sempre più sofisticati che rafforzano la nostra comprensione di come le modificazioni epigenetiche influenzino la patogenesi di una vasta gamma di condizioni. Questa esplorazione approfondita non solo mette in luce nuovi bersagli terapeutici e strategie preventive ma evidenzia anche la complessa interazione tra fattori genetici, ambientali e di stile di vita nel determinare il rischio e il decorso delle malattie.

L'Epigenetica nella Risposta al Trattamento

L'epigenetica non solo influisce sulla genesi delle malattie ma modula anche la risposta individuale ai trattamenti. Le differenze epigenetiche tra individui possono spiegare la variabilità nelle risposte ai farmaci, offrendo un potenziale per personalizzare i trattamenti in base al profilo epigenetico del paziente. Identificare marcatori epigenetici specifici che predicono la risposta al trattamento può guidare la selezione dei farmaci e ottimizzare le terapie, riducendo il tempo e il costo per trovare il trattamento più efficace per il paziente.

Epigenetica e Disturbi Psichiatrici

I disturbi psichiatrici, come la depressione, la schizofrenia e i disturbi dell'umore bipolare, mostrano forti legami con alterazioni epigenetiche. Fattori ambientali stressanti, traumi e abuso di sostanze possono indurre modifiche epigenetiche che alterano l'espressione di geni cruciali per la funzione cerebrale e la regolazione dell'umore. La comprensione di questi meccanismi offre nuove prospettive per trattamenti mirati che ripristinano pattern epigenetici sani nel cervello, potenzialmente offrendo nuove speranze per milioni di persone affette da questi disturbi.

Modificazioni Epigenetiche e Malattie Infiammatorie Intestinali

Le malattie infiammatorie intestinali (IBD), come la malattia di Crohn e la colite ulcerosa, sono state collegate a specifiche modificazioni epigenetiche che influenzano l'immunità intestinale e la risposta infiammatoria. Queste scoperte sottolineano il potenziale per interventi dietetici o farmacologici che modulano l'epigenoma intestinale per trattare o prevenire l'IBD. Ad esempio, l'identificazione di composti alimentari o microbiotici che inducono modifiche epigenetiche benefiche potrebbe portare allo sviluppo di nuove strategie terapeutiche per queste condizioni debilitanti.

Interazione tra Epigenetica e Ambiente nel Contesto delle Malattie Respiratorie

Le malattie respiratorie croniche, come l'asma e la broncopneumopatia cronica ostruttiva (BPCO), sono influenzate da modificazioni epigenetiche indotte da fattori ambientali, inclusi l'inquinamento atmosferico e il fumo di tabacco. Queste alterazioni possono modificare l'espressione di geni coinvolti nella risposta infiammatoria e nella funzione polmonare. Approfondire la comprensione di come l'ambiente moduli l'epigenoma dei tessuti respiratori potrebbe guidare lo sviluppo di interventi mirati per ridurre l'impatto di questi fattori di rischio sulle malattie respiratorie.

Sfide nell'Utilizzo dell'Epigenetica come Strumento di Prevenzione delle Malattie

Una sfida significativa nell'utilizzare l'epigenetica come strumento di prevenzione delle malattie è la necessità di interventi precoci e potenzialmente a lungo termine. Dato che molte modificazioni epigenetiche si accumulano nel tempo in risposta a esposizioni ambientali e stili di vita, strategie preventive basate sull'epigenetica richiedono un impegno prolungato e, in alcuni casi, modifiche sostanziali dello stile di vita. Ciò solleva questioni relative alla fattibilità, all'accettazione da parte dei pazienti e alle implicazioni etiche di raccomandare cambiamenti basati su rischi epigenetici potenziali piuttosto che certi.

In conclusione, l'approfondimento della nostra comprensione delle interazioni tra epigenetica e malattie continua a offrire nuove prospettive sui meccanismi alla base della patogenesi delle malattie e sulle potenzialità terapeutiche. Man mano che la ricerca epigenetica avanza, si apre la possibilità di trasformare radicalmente l'approccio alla diagnosi, trattamento e prevenzione delle malattie, evidenziando l'importanza di integrare conoscenze epigenetiche nella pratica clinica e nelle strategie di salute pubblica. Questo campo in continua evoluzione promette di svelare ulteriori legami tra il nostro ambiente, il nostro stile di vita e la nostra salute, offrendo speranze per trattamenti più efficaci e personalizzati per una vasta gamma di condizioni patologiche.

L'indagine approfondita sull'interazione tra epigenetica e malattie ha svelato una complessa rete di relazioni che illustrano come le modifiche epigenetiche possano sia contribuire allo sviluppo di patologie sia offrire nuove opportunità per interventi terapeutici. Attraverso questo viaggio, abbiamo esplorato il ruolo dell'epigenetica in una varietà di malattie, dall'oncologia alle patologie cardiache, dai disturbi neurodegenerativi alle malattie metaboliche, evidenziando come i fattori ambientali e di stile di vita interagiscano con l'epigenoma per influenzare la salute umana.

Conclusioni Dettagliate

- **Epigenetica e Oncologia**: L'epigenetica ha rivelato meccanismi fondamentali attraverso cui le alterazioni nella regolazione dell'espressione genica possono portare alla trasformazione cellulare e al cancro. La scoperta che modifiche epigenetiche reversibili possono silenziare geni soppressori tumorali o attivare oncogeni ha aperto la strada a terapie che mirano a ripristinare pattern di espressione genica normali nelle cellule cancerose.

- **Impatto Epigenetico sulle Malattie Cardiache**: Abbiamo visto come le modifiche epigenetiche influenzino fattori di rischio per le malattie cardiache, come l'infiammazione e il metabolismo lipidico, offrendo prospettive per interventi che modulano questi percorsi epigenetici per migliorare la salute cardiovascolare.

- **Epigenetica nelle Malattie Neurodegenerative**: L'analisi dell'epigenetica ha fornito nuove comprensioni su come alterazioni nell'espressione genica contribuiscano a malattie come l'Alzheimer e il Parkinson, suggerendo che la modulazione dei meccanismi epigenetici possa offrire nuove strategie per rallentare o potenzialmente invertire la progressione di queste malattie.

- **Modificazioni Epigenetiche nelle Malattie Metaboliche**: La ricerca ha illustrato come la dieta e lo stile di vita possano indurre modifiche epigenetiche che influenzano il rischio di sviluppare diabete e obesità, sottolineando l'importanza della nutrizione epigenetica e di altri interventi sullo stile di vita per la prevenzione e la gestione delle malattie metaboliche.

- **Sfide e Opportunità**: Nonostante il progresso significativo, rimangono sfide nell'applicazione della conoscenza epigenetica alla pratica clinica, inclusa la necessità di comprensioni più profonde dei meccanismi epigenetici complessi e della loro variabilità tra individui. Tuttavia, l'epigenetica offre opportunità entusiasmanti per lo sviluppo di biomarcatori per la diagnosi precoce, interventi personalizzati e terapie mirate che potrebbero trasformare l'approccio alle malattie croniche.

Conclusione Generale

In conclusione, l'esplorazione dell'epigenetica nel contesto delle malattie sottolinea la sua importanza cruciale come ponte tra genetica, ambiente e salute. Man mano che la nostra comprensione dell'epigenetica si approfondisce, si apre la possibilità di un nuovo paradigma nella medicina, dove gli interventi possono essere personalizzati in modo più accurato per modificare l'espressione genica in modo benefico, prevenendo o trattando malattie. La promessa dell'epigenetica nella medicina moderna è vasta, con il potenziale di offrire strategie preventive più efficaci, diagnosticare le malattie con maggiore precisione e sviluppare terapie più mirate e meno invasive. Mentre proseguiamo in questa era di medicina epigenetica, è fondamentale continuare a esplorare e comprendere i complessi meccanismi attraverso cui l'epigenetica influisce sulla salute e la malattia, mantenendo al contempo un impegno etico e un approccio olistico alla cura del paziente.

9. Invecchiamento ed Epigenetica: Discussione sull'impatto dell'epigenetica sull'invecchiamento e sulla longevità.

L'epigenetica svolge un ruolo cruciale nel processo di invecchiamento, influenzando significativamente come invecchiamo e la nostra longevità. Le modificazioni epigenetiche, tra cui la metilazione del DNA, le modificazioni degli istoni, e la regolazione dell'espressione dei microRNA, possono accumularsi nel corso della vita di un individuo e influenzare l'espressione genica senza alterare la sequenza di DNA sottostante. Questi cambiamenti epigenetici sono associati a una varietà di processi biologici che contribuiscono all'invecchiamento e alle patologie correlate all'età.

Metilazione del DNA e Orologi Biologici

La metilazione del DNA è una delle modificazioni epigenetiche più studiate in relazione all'invecchiamento. Studi hanno dimostrato che specifici pattern di metilazione del DNA cambiano in modo prevedibile con l'età, portando allo sviluppo di "orologi epigenetici" che possono predire l'età biologica di un individuo, spesso con maggiore precisione rispetto all'età cronologica. Questi orologi epigenetici sono stati collegati a vari fattori legati allo stile di vita e all'ambiente, come la dieta, l'attività fisica, e l'esposizione a sostanze tossiche, suggerendo che l'invecchiamento epigenetico può essere influenzato da modifiche dello stile di vita.

Modificazioni degli Istoni e Invecchiamento

Le modificazioni degli istoni, inclusi processi come l'acetilazione e la metilazione, giocano un ruolo importante nella regolazione dell'accesso al DNA e, di conseguenza, nell'espressione genica. Cambiamenti nelle modificazioni degli istoni sono stati collegati all'invecchiamento e alla longevità, influenzando processi come la riparazione del DNA, la trascrizione genica e la stabilità del genoma. Interventi mirati a modulare queste modificazioni degli istoni potrebbero offrire strategie per mitigare alcuni effetti dell'invecchiamento.

MicroRNA e Regolazione Post-Trascrizionale

I microRNA (miRNA) sono piccoli RNA non codificanti
che regolano l'espressione genica a livello post-
trascrizionale e hanno un ruolo nell'invecchiamento e
nelle malattie correlate all'età. Alterazioni
nell'espressione dei miRNA possono influenzare
processi chiave legati all'invecchiamento, come
l'infiammazione, la differenziazione cellulare, e
l'apoptosi. La regolazione dei miRNA potrebbe quindi
fornire un altro bersaglio per interventi volti a
promuovere la salute e la longevità.

Invecchiamento, Malattie correlate all'Età e Interventi Epigenetici

L'accumulo di modificazioni epigenetiche nel corso
della vita contribuisce non solo al processo naturale di
invecchiamento ma anche allo sviluppo di malattie
legate all'età, come il cancro, le malattie
cardiovascolari e le malattie neurodegenerative.
Interventi che mirano a ripristinare pattern epigenetici
giovani, attraverso modifiche dietetiche,
farmacologiche o di stile di vita, hanno il potenziale di
rallentare il processo di invecchiamento e ridurre il
rischio di queste malattie.

Sfide e Prospettive Future

Nonostante il progresso nella comprensione
dell'epigenetica dell'invecchiamento, rimangono sfide
significative. La complessità dei sistemi biologici, la
reversibilità delle modifiche epigenetiche e

l'interazione tra fattori genetici ed epigenetici richiedono ulteriori ricerche per tradurre questa conoscenza in strategie pratiche per promuovere la longevità. Inoltre, è fondamentale considerare le implicazioni etiche degli interventi epigenetici volti a estendere la vita umana.

In conclusione, l'esplorazione dell'impatto dell'epigenetica sull'invecchiamento offre prospettive promettenti per comprendere meglio come possiamo influenzare il processo di invecchiamento e la longevità attraverso interventi mirati. Man mano che la ricerca in questo campo si espande, ci avviciniamo a strategie che potrebbero permettere non solo di vivere più a lungo ma di vivere meglio, con anni aggiuntivi caratterizzati da una migliore salute e benessere.

Mentre approfondiamo ulteriormente il legame tra epigenetica, invecchiamento e longevità, emergono concetti innovativi che rafforzano la nostra comprensione di come l'ambiente e le scelte di vita modulino l'espressione genica, influenzando il processo di invecchiamento e la predisposizione alle malattie correlate all'età.

Il Ruolo dell'Ambiente nell'Invecchiamento Epigenetico

L'ambiente gioca un ruolo critico nell'invecchiamento epigenetico, con esposizioni a fattori come inquinanti, stress, dieta e attività fisica che possono lasciare un'impronta duratura sull'epigenoma. Questi fattori possono accelerare o rallentare il processo di invecchiamento epigenetico, influenzando così la longevità e la salute generale. Ad esempio, l'esposizione prolungata a inquinanti ambientali è stata collegata a un invecchiamento epigenetico accelerato, mentre una dieta ricca di nutrienti antiossidanti può avere effetti protettivi.

Epigenetica, Riparazione del DNA e Senescenza Cellulare

La capacità di riparare il DNA danneggiato diminuisce con l'età, contribuendo all'accumulo di danni genetici e alla senescenza cellulare, un arresto permanente della divisione cellulare associato all'invecchiamento e alle patologie correlate. Le modifiche epigenetiche giocano un ruolo nel regolare questi processi, influenzando l'espressione di geni coinvolti nella riparazione del DNA e nella senescenza. Interventi mirati a ottimizzare l'ambiente epigenetico delle cellule potrebbero migliorare la riparazione del DNA e ritardare l'insorgenza della senescenza, promuovendo la longevità.

Reset Epigenetico e Reversione dell'Età Biologica

Recenti studi hanno esplorato la possibilità di "resettare" l'epigenoma per riportare le cellule a uno stato più giovane, una prospettiva affascinante per combattere l'invecchiamento e migliorare la longevità. Tecniche come la reprogrammazione cellulare, che utilizza fattori di trascrizione specifici per indurre le cellule adulte a tornare a uno stato di pluripotenza simile a quello delle cellule staminali, mostrano il potenziale di revertire l'età biologica delle cellule e dei tessuti, aprendo nuove vie per la rigenerazione dei tessuti e il trattamento delle malattie correlate all'età.

Nutrizione Epigenetica e Invecchiamento

L'impatto della nutrizione sull'epigenetica e sull'invecchiamento sottolinea l'importanza di strategie dietetiche mirate per promuovere la longevità. Alimenti che influenzano positivamente l'epigenoma, come quelli ricchi di composti bioattivi e nutrienti che favoriscono una metilazione salutare del DNA, offrono un mezzo accessibile e controllabile per influenzare l'invecchiamento epigenetico. La personalizzazione della dieta in base alle necessità epigenetiche individuali potrebbe diventare una componente fondamentale delle strategie preventive contro l'invecchiamento.

Sfide nell'Applicazione delle Conoscenze Epigenetiche sull'Invecchiamento

Nonostante l'entusiasmo intorno alle potenzialità dell'epigenetica nel rallentare l'invecchiamento e migliorare la longevità, vi sono sfide significative nell'applicazione di queste conoscenze. La necessità di interventi precoci e di lungo termine, la comprensione delle interazioni tra molteplici fattori epigenetici e genetici, e le implicazioni etiche di interventi potenzialmente radicali sull'invecchiamento richiedono un approccio cauto e ben considerato.

In conclusione, mentre continuiamo a decifrare i meccanismi epigenetici sottostanti all'invecchiamento, ci avviciniamo a un futuro in cui potrebbe essere possibile non solo estendere la longevità ma anche migliorare significativamente la qualità della vita nelle fasi avanzate dell'esistenza. Le implicazioni di queste scoperte vanno oltre la medicina, toccando questioni filosofiche e etiche sulla natura dell'invecchiamento e sul nostro rapporto con il tempo. Man mano che progrediamo, sarà fondamentale equilibrare la ricerca innovativa con un'attenta considerazione delle implicazioni a lungo termine di queste tecnologie emergenti sulla società e sull'individuo.

Mentre ci addentriamo ancora più a fondo nell'intersezione tra epigenetica e invecchiamento, emerge una comprensione più matrice di come le modificazioni epigenetiche influenzino non solo la longevità ma anche la qualità dell'invecchiamento. Questo campo in espansione non solo promette di rivoluzionare la nostra comprensione del processo di invecchiamento ma offre anche speranze concrete per interventi che potrebbero migliorare significativamente la salute e il benessere nelle età avanzate.

Impatto dell'Esposizione Ambientale Cronica

L'accumulo di esposizioni ambientali nel corso della vita gioca un ruolo critico nell'invecchiamento epigenetico. Sostanze chimiche, inquinamento atmosferico, e persino il rumore sono stati collegati a specifiche modifiche epigenetiche che possono accelerare l'invecchiamento. Queste esposizioni possono indurre stress ossidativo, infiammazione e altri processi biologici che contribuiscono all'accumulo di danni epigenetici. La comprensione di questi meccanismi potrebbe guidare lo sviluppo di strategie preventive mirate a ridurre l'impatto di tali esposizioni sull'epigenoma.

La Plasticità dell'Epigenoma durante l'Invecchiamento

Nonostante l'invecchiamento epigenetico sia un processo accumulativo e progressivo, l'epigenoma mostra una notevole plasticità, suggerendo la possibilità di interventi mirati che possano non solo rallentare ma potenzialmente invertire alcuni aspetti dell'invecchiamento. Questa plasticità è evidenziata da studi che dimostrano come cambiamenti nello stile di vita, come miglioramenti nella dieta e nell'esercizio fisico, possano indurre modifiche epigenetiche benefiche, anche in età avanzata. Queste scoperte enfatizzano l'importanza di uno stile di vita salutare e di interventi ambientali in tutte le fasi della vita.

Dialogo tra Epigenetica e Senolitici

Recenti ricerche hanno iniziato a esplorare l'interazione tra modificazioni epigenetiche e l'uso di farmaci senolitici, che mirano a eliminare le cellule senescenti accumulate nel corpo. Queste cellule, che cessano di dividersi ma non muoiono, secernono fattori infiammatori che possono contribuire all'invecchiamento e alle malattie correlate all'età. La combinazione di interventi epigenetici con terapie senolitiche potrebbe offrire un approccio sinergico per combattere l'invecchiamento, riducendo l'accumulo di danni epigenetici e eliminando le cellule senescenti.

Epigenetica e la Promessa della Rigenerazione

L'epigenetica svolge un ruolo chiave anche nella rigenerazione dei tessuti e nella medicina rigenerativa. Interventi che modulano l'epigenoma potrebbero potenziare la capacità rigenerativa dei tessuti, un aspetto particolarmente importante per combattere l'invecchiamento e migliorare la riparazione dei tessuti danneggiati. La manipolazione dell'epigenetica per promuovere l'espressione di geni associati alla giovinezza e alla rigenerazione apre nuove prospettive per trattamenti che non solo rallentano l'invecchiamento ma promuovono anche una funzionalità ottimale dei tessuti in età avanzata.

Sfide e Considerazioni Etiche

Mentre le possibilità offerte dall'epigenetica nell'ambito dell'invecchiamento sono vastissime, sorgono anche sfide significative e questioni etiche. La comprensione dei complessi network epigenetici, il bisogno di interventi personalizzati basati sul profilo epigenetico individuale, e le implicazioni di interventi che alterano il corso naturale dell'invecchiamento richiedono una riflessione approfondita. È fondamentale bilanciare l'entusiasmo per il potenziale di questi approcci con la considerazione delle implicazioni a lungo termine per gli individui e la società.

In conclusione, l'avanzamento della ricerca sull'epigenetica e sull'invecchiamento ci sta portando sempre più vicini a comprendere e potenzialmente controllare il processo di invecchiamento. Questi sviluppi promettono di trasformare la nostra capacità di migliorare la longevità e la qualità della vita, offrendo prospettive entusiasmanti per il futuro della medicina e della salute umana. Man mano che procediamo, è cruciale proseguire con cautela, assicurando che tali interventi siano sia efficaci che etici, e che promuovano il benessere generale dell'individuo in armonia con il tessuto sociale e ambientale più ampio.

Mentre continuiamo a esplorare le profondità della relazione tra epigenetica e invecchiamento, nuovi livelli di complessità e potenzialità emergono, offrendo una visione ancora più dettagliata delle possibilità che questo campo può offrire per combattere l'invecchiamento e migliorare la longevità. Questa ricerca in espansione non solo promette di svelare nuovi meccanismi biologici ma solleva anche prospettive innovative per l'interazione tra genetica, ambiente e salute nel corso della vita.

Dinamiche Epigenetiche e Longevità nelle Popolazioni Centenarie

Le popolazioni centenarie, che raggiungono età avanzate mantenendo uno stato di salute relativamente buono, offrono un caso di studio unico per l'epigenetica dell'invecchiamento e della longevità. L'analisi delle firme epigenetiche in questi individui ha rivelato pattern di metilazione del DNA che differiscono significativamente dalla popolazione generale, suggerendo che specifiche configurazioni epigenetiche possono essere associate a una maggiore longevità e a una migliore resistenza alle malattie correlate all'età. Queste scoperte indicano la possibilità di identificare bersagli epigenetici per interventi mirati a promuovere la longevità.

Il Ruolo dei Fattori Epigenetici nella Plasticità dell'Età

La ricerca ha iniziato a rivelare come l'epigenetica influenzi la plasticità dell'età, il concetto che l'età biologica di un individuo—quanto velocemente o lentamente invecchiano i loro tessuti e sistemi—possa essere modulata da fattori esterni. Interventi come la restrizione calorica, l'esercizio fisico, e l'esposizione controllata a stress lievi hanno dimostrato di poter indurre modifiche epigenetiche che rallentano i marcatori biologici dell'invecchiamento. Questa capacità di "flettere" l'età biologica attraverso modificazioni epigenetiche apre la strada a strategie di intervento personalizzate per rallentare l'invecchiamento e migliorare la salute durante l'età avanzata.

Integrazione dell'Epigenetica nella Gestione delle Malattie Legate all'Età

Mentre l'invecchiamento epigenetico è associato all'insorgenza di malattie legate all'età, la crescente comprensione di questi processi offre nuove vie per la gestione e il trattamento di tali malattie. La possibilità di utilizzare modificatori epigenetici per "riprogrammare" le cellule verso uno stato più giovane o per attivare vie di riparazione del DNA danneggiato potrebbe rivoluzionare il trattamento di malattie come il cancro, le malattie cardiovascolari e i disturbi neurodegenerativi, trasformando l'approccio alla medicina geriatrica e alla cura delle popolazioni invecchianti.

Sfide nella Traduzione delle Scoperte Epigenetiche

La traduzione delle scoperte epigenetiche relative all'invecchiamento e alla longevità in trattamenti pratici e interventi preventivi presenta sfide significative. Le complesse interazioni tra modificazioni epigenetiche, fattori genetici sottostanti e influenze ambientali richiedono una comprensione olistica e metodi sofisticati per l'identificazione di interventi sicuri ed efficaci. Inoltre, la variabilità individuale nell'epigenoma e nelle risposte agli interventi sottolinea la necessità di approcci personalizzati e precisione nella medicina epigenetica.

Considerazioni Etiche e Sociali

Con l'avanzare della capacità di modulare l'epigenoma per influenzare l'invecchiamento e la longevità, emergono importanti questioni etiche e sociali. Le implicazioni di interventi che estendono significativamente la vita umana, la distribuzione equa di tali tecnologie e il loro impatto sulla dinamica sociale e sui sistemi sanitari richiedono un dibattito attento e considerato. È fondamentale che l'esplorazione di queste potenzialità epigenetiche proceda con un'attenzione equilibrata alle conseguenze per gli individui e la società nel suo insieme.

In conclusione, l'approfondimento continuo della nostra comprensione dell'epigenetica nell'invecchiamento e nella longevità non solo promette di svelare i segreti di una vita lunga e sana ma solleva anche prospettive di trasformazione per l'intero campo della biologia e della medicina. Man mano che esploriamo questi confini, la promessa di interventi basati sull'epigenetica per migliorare la qualità della vita nelle età avanzate rimane un obiettivo entusiasmante, accompagnato dalla responsabilità di navigare le complesse implicazioni etiche e sociali che accompagnano queste scoperte rivoluzionarie.

L'indagine approfondita sull'interazione tra epigenetica, invecchiamento e longevità ci ha condotto attraverso un viaggio scientifico ricco e maturo, rivelando la complessa rete di influenze che le modificazioni epigenetiche esercitano sul processo di invecchiamento e sulle prospettive di una vita estesa e più sana. Abbiamo esplorato come le dinamiche epigenetiche modulino l'età biologica, influenzino la predisposizione e la progressione di malattie legate all'età e offrano nuove opportunità per interventi mirati a promuovere la longevità e migliorare la qualità della vita nelle età avanzate.

Sintesi dei Punti Chiave

- **Orologi Epigenetici e Longevità**: Abbiamo esaminato come gli orologi epigenetici, in particolare attraverso la metilazione del DNA, offrano strumenti predittivi per l'età biologica, fornendo insight sui meccanismi di invecchiamento e identificando potenziali bersagli per interventi volti a rallentare il processo di invecchiamento.

- **Influenza Ambientale sull'Epigenoma**: L'ambiente, inclusi fattori come la dieta, l'esposizione a inquinanti, e lo stile di vita, interagisce con l'epigenoma in modi che possono accelerare o rallentare l'invecchiamento, evidenziando l'importanza di uno stile di vita sano e di un ambiente pulito per promuovere una longevità ottimale.

- **Plasticità Epigenetica e Interventi Terapeutici**: La scoperta della plasticità dell'epigenoma nel contesto dell'invecchiamento apre la porta a interventi che potrebbero non solo rallentare l'invecchiamento ma anche invertire alcuni dei suoi effetti, offrendo nuove speranze per la medicina rigenerativa e anti-invecchiamento.

- **Sfide nella Ricerca e nell'Applicazione Clinica**: Nonostante le promesse, la traduzione delle scoperte epigenetiche in strategie pratiche per combattere l'invecchiamento presenta sfide significative, compresa la necessità di comprendere le interazioni complesse tra modificazioni epigenetiche, genetica e ambiente, e di sviluppare interventi sicuri ed efficaci.

- **Questioni Etiche e Sociali**: L'esplorazione delle potenzialità dell'epigenetica nell'influenzare l'invecchiamento solleva questioni etiche e sociali importanti, inclusa l'equità nell'accesso a tecnologie potenzialmente estendenti la vita e le implicazioni di una vita umana significativamente prolungata.

Conclusione Dettagliata

In conclusione, l'epigenetica offre una prospettiva rivoluzionaria sull'invecchiamento e sulla longevità, rivelando come il nostro ambiente e le nostre scelte di vita non solo modulino la nostra salute ma influenzino direttamente il modo in cui invecchiamo a livello molecolare. Queste scoperte aprono nuove strade per interventi che mirano a ottimizzare la longevità e migliorare la salute durante l'invecchiamento, promettendo approcci più personalizzati e mirati alla medicina anti-invecchiamento.

Man mano che avanziamo, la responsabilità di navigare le sfide scientifiche, cliniche ed etiche associate a queste potenzialità diventa sempre più importante. Sarà fondamentale procedere con cautela, garantendo che gli interventi siano basati su solide evidenze scientifiche e siano sviluppati con considerazione delle implicazioni più ampie per gli individui e la società. La promessa dell'epigenetica nell'invecchiamento e nella longevità non è solo quella di estendere la durata della vita ma di migliorare la qualità di quegli anni aggiuntivi, permettendo alle persone di vivere vite più lunghe, più sane e più soddisfacenti. Mentre esploriamo queste nuove frontiere, il futuro della medicina anti-invecchiamento sembra più luminoso che mai, segnando un'era entusiasmante di scoperte e innovazioni volte a migliorare la vita umana a ogni età.

L'epigenetica e la memoria cellulare costituiscono un'area di studio affascinante che rivela come le cellule "ricordino" gli eventi passati attraverso modifiche epigenetiche, influenzando così la funzione cellulare a lungo termine. Questa capacità di "memoria" epigenetica permette alle cellule di reagire agli stimoli ambientali passati modificando l'espressione genica senza alterare la sequenza del DNA sottostante. Questo meccanismo gioca un ruolo cruciale nello sviluppo, nella differenziazione cellulare, nella risposta agli stress ambientali e persino nel processo di invecchiamento e nella patogenesi delle malattie.

Meccanismi di Memoria Epigenetica

La memoria epigenetica si basa su diversi meccanismi, inclusi:

- **Metilazione del DNA**: La metilazione di specifici siti del DNA, tipicamente nelle isole CpG, può silenziare l'espressione dei geni. Questo segnale epigenetico può essere mantenuto attraverso le divisioni cellulari, permettendo alle cellule discendenti di "ricordare" stati di espressione genica.

- **Modificazioni degli Istoni**: Le proteine istoniche attorno alle quali il DNA si avvolge possono subire varie modifiche chimiche, come metilazione, acetilazione e fosforilazione. Queste modificazioni alterano la struttura della cromatina e possono servire come marcatori epigenetici di memoria, influenzando l'accessibilità del DNA ai fattori di trascrizione e quindi l'espressione genica.

- **Posizionamento dei Nucleosomi**: La posizione dei nucleosomi lungo il DNA può influenzare l'espressione genica e può essere alterata in risposta a segnali cellulari. Questi cambiamenti possono essere trasmessi alle cellule figlie, contribuendo alla memoria epigenetica.

- **RNA non codificanti**: Specifici RNA non codificanti, inclusi i microRNA e lncRNA (long non-coding RNA), possono regolare l'espressione genica e sono coinvolti nella trasmissione di informazioni epigenetiche attraverso le generazioni cellulari.

Ruolo della Memoria Epigenetica nello Sviluppo e nella Differenziazione

La memoria epigenetica è fondamentale per lo sviluppo embrionale e la differenziazione cellulare. Durante lo sviluppo, le cellule staminali si dividono e si differenziano in vari tipi cellulari, ognuno con un pattern distinto di espressione genica. Le modificazioni epigenetiche acquisite durante la differenziazione assicurano che ogni tipo cellulare mantenga la sua identità specifica attraverso successive divisioni cellulari, "ricordando" quali geni devono essere attivi o repressi.

Memoria Epigenetica e Risposta allo Stress

Le cellule possono anche "ricordare" esposizioni passate a fattori di stress ambientali attraverso modifiche epigenetiche. Questo meccanismo consente alle cellule di adattarsi più rapidamente a sfide future simili, modificando l'espressione genica in modo che favorisca la sopravvivenza. Tale memoria epigenetica può giocare un ruolo nella risposta immunitaria, nella tolleranza allo stress termico e nella resistenza agli agenti patogeni.

Implicazioni nella Malattia

Alterazioni della memoria epigenetica possono contribuire alla patogenesi di malattie. Per esempio, se le modifiche epigenetiche che normalmente reprimono i geni oncogeni vengono perse, ciò può portare allo sviluppo del cancro. Analogamente, la memoria epigenetica alterata può contribuire a malattie croniche come l'obesità, il diabete di tipo 2 e alcune malattie autoimmuni, poiché gli stati di espressione genica impropriamente "ricordati" possono portare a disfunzioni metaboliche o immunitarie.

Sfide e Prospettive Future

La comprensione dei meccanismi di memoria epigenetica e del loro ruolo nella fisiologia e nella patologia cellulare offre prospettive entusiasmanti per nuovi approcci terapeutici. Interventi che riescono a modificare o resettare in modo selettivo la memoria epigenetica potrebbero avere il potenziale per trattare una vasta gamma di malattie. Tuttavia, realizzare tali terapie richiederà una comprensione più profonda dei complessi meccanismi epigenetici e della loro regolazione, così come delle implicazioni a lungo termine di modificare la memoria epigenetica delle cellule.

In conclusione, la memoria epigenetica rappresenta un aspetto fondamentale della biologia cellulare, con implicazioni profonde per lo sviluppo, la fisiologia, la risposta allo stress e la malattia. Man mano che la nostra comprensione di questi processi si approfondisce, si aprono nuove strade per interventi mirati che potrebbero un giorno trasformare il trattamento di malattie complesse e migliorare la salute umana.

Proseguendo nell'esplorazione dell'epigenetica e della memoria cellulare, ci addentriamo ulteriormente nella complessa interazione tra modifiche epigenetiche e la loro capacità di influenzare la funzione cellulare su lungo termine. Questo approfondimento rivela come la memoria epigenetica non solo permetta alle cellule di adattarsi e rispondere agli stimoli ambientali ma anche come essa giochi un ruolo cruciale in processi biologici diversi e nella patogenesi di varie malattie.

Epigenetica e Plasticità Sinaptica

Nel contesto del sistema nervoso, la memoria epigenetica è fondamentale per la plasticità sinaptica, il meccanismo sottostante all'apprendimento e alla memoria. Le modificazioni epigenetiche nelle cellule neuronali, come la metilazione del DNA e le modificazioni degli istoni, possono influenzare la trascrizione di geni chiave coinvolti nella formazione e nel rafforzamento delle sinapsi. Questi cambiamenti epigenetici permettono al cervello di "ricordare" le esperienze passate modulando l'espressione genica in risposta a stimoli neurali, sottolineando l'importanza dell'epigenetica nella neurobiologia e nelle funzioni cognitive.

Memoria Epigenetica e Adattamento Ambientale

La capacità delle piante di rispondere e adattarsi a variazioni ambientali offre un altro esempio illuminante di memoria epigenetica. Senza la capacità di muoversi, le piante utilizzano modificazioni epigenetiche per regolare l'espressione genica in risposta a stress come la siccità, il freddo e la salinità. Queste modifiche possono essere mantenute attraverso diverse generazioni di piante, permettendo loro di "ricordare" e rispondere più efficacemente a stress ambientali precedentemente sperimentati, evidenziando come la memoria epigenetica sia fondamentale per la sopravvivenza e l'adattamento.

Epigenetica e Immunità

Nel sistema immunitario, la memoria epigenetica permette una risposta immunitaria più rapida e forte a patogeni precedentemente incontrati. Dopo un'infezione, le cellule immunitarie possono subire modifiche epigenetiche che influenzano l'espressione di geni coinvolti nella risposta immunitaria. Questa "memoria immunologica" è la base della protezione conferita dai vaccini, che sfruttano la capacità delle cellule immunitarie di "ricordare" specifici agenti patogeni, fornendo una risposta immunitaria accelerata in caso di reinfezione.

Memoria Epigenetica nella Rigenerazione Tissutale

La memoria epigenetica gioca un ruolo anche nella rigenerazione tissutale, permettendo alle cellule di "ricordare" il loro stato differenziato durante il processo di rigenerazione. Questo è particolarmente evidente in organismi con elevata capacità rigenerativa, dove le cellule devono dividere e differenziarsi per ripristinare tessuti danneggiati senza perdere la loro identità cellulare. Le modificazioni epigenetiche assicurano che le cellule rigenerate mantengano i corretti pattern di espressione genica, essenziali per il ripristino della funzionalità tissutale.

Sfide nella Modulazione della Memoria Epigenetica

La possibilità di modulare la memoria epigenetica per trattare malattie o migliorare la rigenerazione tissutale presenta sfide significative. La necessità di interventi mirati che possano alterare specifiche modificazioni epigenetiche senza influenzare negativamente altri processi cellulari richiede una comprensione dettagliata dei meccanismi epigenetici. Inoltre, la reversibilità e la dinamicità dell'epigenoma richiedono strategie che assicurino la stabilità e la specificità degli effetti desiderati su lungo termine.

In conclusione, l'indagine sull'epigenetica e la memoria cellulare ci offre una visione profonda su come le cellule registrino, conservino e trasmettano le informazioni ambientali e esperienziali attraverso modifiche epigenetiche. Questa capacità di memoria cellulare è fondamentale per una vasta gamma di processi biologici e rappresenta un potente meccanismo attraverso il quale gli organismi si adattano e rispondono al loro ambiente. Man mano che approfondiamo la nostra comprensione di questi fenomeni, emergono nuove possibilità per interventi terapeutici innovativi, sottolineando l'importanza di proseguire nella ricerca in questo campo dinamico e in rapida evoluzione.

Mentre ci addentriamo ulteriormente nell'esplorazione dell'epigenetica e della memoria cellulare, emergono aspetti ancora più profondi e sottili di questa complessa interazione. La capacità delle cellule di "ricordare" eventi epigenetici passati e come questi influenzino la funzione cellulare a lungo termine si estende attraverso vari domini della biologia, dall'evoluzione della resistenza ai farmaci alla programmazione epigenetica transgenerazionale, illuminando la vasta portata dell'epigenetica nella biologia.

Epigenetica e Resistenza ai Farmaci in Oncologia

Nel contesto del trattamento oncologico, le cellule tumorali possono acquisire resistenza ai farmaci attraverso modificazioni epigenetiche che alterano l'espressione genica, permettendo loro di sopravvivere nonostante l'esposizione a chemioterapici. Queste modificazioni possono includere la metilazione del

DNA e la modificazione degli istoni che inattivano i geni pro-apoptotici o attivano vie di sopravvivenza cellulare. La comprensione di come le cellule tumorali "ricordano" e si adattano ai trattamenti può guidare lo sviluppo di nuove strategie terapeutiche che mirano a superare la resistenza ai farmaci modificando l'epigenoma.

Programmazione Epigenetica Transgenerazionale

La memoria epigenetica non si limita alla vita di un singolo organismo ma può essere trasmessa attraverso generazioni, un fenomeno noto come programmazione epigenetica transgenerazionale. Eventi ambientali come l'esposizione a sostanze tossiche, lo stress o cambiamenti dietetici possono indurre modifiche epigenetiche che sono trasmesse alla prole, influenzando il rischio di malattie, i tratti fenotipici e le risposte allo stress in future generazioni. Questa ereditarietà epigenetica sottolinea la profonda influenza che l'ambiente può avere sulla biologia degli organismi attraverso generazioni multiple.

Epigenetica, Memoria Immunitaria e Vaccinazione

La memoria immunitaria è un altro esempio di come le modificazioni epigenetiche permettano alle cellule di "ricordare" incontri passati con agenti patogeni. Dopo la vaccinazione o l'infezione, le cellule immunitarie subiscono modifiche epigenetiche che ottimizzano la loro risposta ad esposizioni future agli stessi patogeni.

Queste modificazioni permettono una risposta immunitaria più rapida e vigorosa, formando la base dell'immunità protettiva conferita dai vaccini. La manipolazione della memoria epigenetica immunitaria potrebbe migliorare l'efficacia dei vaccini e la protezione contro le malattie infettive.

Sfide nell'Epigenetica e Memoria Cellulare

Nonostante i progressi nella comprensione dell'epigenetica e della memoria cellulare, permangono sfide significative nella manipolazione precisa di questi meccanismi per applicazioni terapeutiche. La specificità degli interventi epigenetici, la stabilità delle modificazioni indotte e le potenziali conseguenze impreviste di alterare l'epigenoma richiedono una comprensione più profonda dei complessi network epigenetici e delle loro interazioni con il genoma e l'ambiente. Inoltre, la variabilità individuale nella risposta agli interventi epigenetici evidenzia la necessità di strategie personalizzate basate sul profilo epigenetico unico di ciascun individuo.

In conclusione, l'approfondimento continuo della nostra comprensione dell'epigenetica e della memoria cellulare rivela la straordinaria capacità delle cellule di integrare e rispondere a segnali ambientali e interni attraverso modifiche durature all'espressione genica. Questa capacità sottolinea il ruolo centrale dell'epigenetica nei processi biologici fondamentali e nella patogenesi delle malattie, offrendo prospettive promettenti per nuove terapie mirate. Mentre esploriamo queste complesse dinamiche, la promessa di interventi basati sull'epigenetica per migliorare la salute umana continua a crescere, accompagnata dalla responsabilità di navigare le sfide scientifiche ed etiche che accompagnano questa nuova frontiera della biologia.

Proseguendo nell'esplorazione dell'epigenetica e della memoria cellulare, ci addentriamo in ulteriori dimensioni di questa complessa interazione, scoprendo come la capacità delle cellule di "ricordare" gli eventi epigenetici moduli la biologia a vari livelli, dall'adattamento al cambiamento climatico nelle piante alla risposta alle terapie in contesti clinici, sottolineando la pervasività e l'importanza di questi meccanismi nella vita.

Epigenetica e Adattamento al Cambiamento Climatico nelle Piante

L'epigenetica gioca un ruolo cruciale nell'adattamento delle piante ai rapidi cambiamenti climatici. Le modificazioni epigenetiche permettono alle piante di rispondere a stress ambientali come temperature estreme, siccità e salinità, "ricordando" queste condizioni attraverso generazioni. Questa memoria epigenetica può influenzare la fenologia delle piante, i tratti di crescita e la resilienza agli stress futuri, offrendo strategie di adattamento vitale in un clima in cambiamento. La manipolazione di questi percorsi epigenetici potrebbe essere fondamentale per lo sviluppo di colture più resistenti e adattabili.

Memoria Epigenetica nelle Risposte Cellulari al Danno

Il ruolo della memoria epigenetica si estende alla capacità delle cellule di rispondere ai danni. Le cellule possono "ricordare" esposizioni precedenti a danni al DNA o a stress ossidativo, adattando la loro risposta a eventi successivi. Questo meccanismo di memoria consente una risposta più efficace ai danni, potenziando i sistemi di riparazione del DNA e migliorando la sopravvivenza cellulare. Questa capacità è particolarmente rilevante nella prevenzione del cancro, dove la capacità di rispondere efficacemente al danno al DNA può prevenire l'accumulo di mutazioni oncogeniche.

Memoria Epigenetica e Terapia Antitumorale

Nel contesto della terapia antitumorale, la memoria epigenetica delle cellule tumorali può influenzare significativamente la risposta al trattamento. Le cellule che "ricordano" l'esposizione a chemioterapici possono sviluppare meccanismi di resistenza, rendendo i trattamenti successivi meno efficaci. Capire come le cellule tumorali acquisiscano e mantengano questa memoria epigenetica potrebbe portare allo sviluppo di nuove strategie per prevenire o invertire la resistenza ai farmaci, migliorando l'efficacia delle terapie antitumorali.

Epigenetica, Memoria Cellulare e Malattie Neurodegenerative

La relazione tra epigenetica, memoria cellulare e malattie neurodegenerative evidenzia il ruolo delle modificazioni epigenetiche nella regolazione dei processi neuronali e nella patogenesi delle malattie. Le alterazioni nella metilazione del DNA e nelle modificazioni degli istoni possono influenzare l'espressione di geni coinvolti nella neurodegenerazione, contribuendo a malattie come Alzheimer e Parkinson. La comprensione di questi meccanismi offre nuove prospettive per interventi mirati a modificare la traiettoria di queste malattie, potenzialmente attraverso il ripristino di stati epigenetici sani nei tessuti neurali.

Sfide nella Modulazione Intenzionale della Memoria Epigenetica

Mentre il potenziale di modulare la memoria epigenetica per fini terapeutici è vasto, esistono significative sfide nella realizzazione pratica di tali interventi. La precisione nell'indurre o cancellare specifiche memorie epigenetiche senza effetti collaterali indesiderati richiede una comprensione dettagliata dei network epigenetici e delle loro interazioni con il genoma e l'ambiente. Inoltre, le implicazioni a lungo termine di alterare la memoria epigenetica, specialmente in contesti transgenerazionali, richiedono una considerazione attenta per garantire che tali interventi siano sicuri ed etici.

In conclusione, l'approfondimento della nostra comprensione della memoria epigenetica svela la sua importanza fondamentale in una vasta gamma di processi biologici e malattie. Man mano che esploriamo questi meccanismi complessi, emergono nuove possibilità per interventi basati sull'epigenetica che promettono di trasformare l'approccio alla salute e alla malattia, portando a strategie terapeutiche innovative che sfruttano la profonda capacità delle cellule di "ricordare" e rispondere al loro ambiente.

Approfondendo ancora di più il concetto di memoria epigenetica, esploriamo ulteriori aspetti che sottolineano il suo impatto sulla biologia cellulare e sul potenziale terapeutico. Questa continua esplorazione rivela la versatilità e la complessità dei meccanismi epigenetici e come essi influenzino la salute e la malattia oltre i confini tradizionalmente compresi.

Memoria Epigenetica e Invecchiamento Muscolare

L'invecchiamento muscolare, o sarcopenia, evidenzia l'importanza della memoria epigenetica nel mantenimento della funzione muscolare. Le modificazioni epigenetiche accumulate nelle cellule muscolari durante la vita possono influenzare negativamente la capacità di rigenerazione dei muscoli, portando a una diminuzione della massa e della forza muscolare con l'età. Interventi che mirano a ripristinare o mantenere uno stato epigenetico giovanile nelle cellule muscolari potrebbero contrastare la sarcopenia, migliorando la qualità della vita negli anziani.

Epigenetica, Memoria Cellulare e Malattie Infiammatorie Croniche

Le malattie infiammatorie croniche, come la malattia infiammatoria intestinale (IBD) e l'artrite reumatoide, possono essere influenzate dalla memoria epigenetica delle cellule immunitarie. Le cellule immunitarie che hanno "imparato" a rispondere a stimoli infiammatori possono perpetuare stati di infiammazione cronica attraverso modifiche epigenetiche. Comprendere e modificare queste memorie immunitarie epigenetiche offre potenziali vie per trattamenti più efficaci che mirano alla causa sottostante dell'infiammazione cronica piuttosto che ai suoi sintomi.

Interazione tra Memoria Epigenetica e Microbioma

L'interazione tra il microbioma e la memoria epigenetica rappresenta un campo di studio emergente che sottolinea l'importanza delle interazioni ospite-microbiota nella regolazione dell'espressione genica. I metaboliti prodotti dal microbioma intestinale possono influenzare le modificazioni epigenetiche nelle cellule ospite, alterando la loro funzione e contribuendo alla salute o alla malattia. Questo dialogo bidirezionale tra microbioma e epigenoma apre nuove prospettive per interventi che modulano il microbioma per influenzare positivamente la memoria epigenetica e promuovere la salute.

Memoria Epigenetica e Riprogrammazione Cellulare

La tecnologia di riprogrammazione cellulare, che consente alle cellule mature di essere convertite in cellule staminali pluripotenti indotte (iPSCs), si basa sulla riscrittura della memoria epigenetica delle cellule. Questo processo non solo dimostra la reversibilità delle modificazioni epigenetiche ma apre anche la porta a strategie rigenerative per riparare o sostituire tessuti danneggiati. Tuttavia, comprendere come garantire che le cellule riprogrammate "dimentichino" completamente il loro stato epigenetico precedente e "ricordino" il loro nuovo ruolo è cruciale per il successo di queste terapie.

Sfide nella Comprendere e Manipolare la Memoria Epigenetica

Man mano che approfondiamo la nostra comprensione della memoria epigenetica, diventa evidente che manipolare questa memoria in modo sicuro ed efficace rappresenta una sfida significativa. La specificità degli interventi epigenetici, la potenziale reversibilità delle modifiche e l'interdipendenza dei sistemi epigenetici richiedono un'attenta valutazione per evitare conseguenze impreviste. Inoltre, il contesto dipendente dalla cellula e dal tessuto di molte modificazioni epigenetiche richiede approcci altamente personalizzati.

In conclusione, la memoria epigenetica incarna un principio fondamentale della biologia, dimostrando come le cellule integrino le esperienze passate per influenzare il comportamento futuro. Mentre continuiamo a svelare i meccanismi sottostanti e a esplorare il potenziale terapeutico di modificare la memoria epigenetica, ci avviciniamo a una nuova era in cui la comprensione dell'epigenetica potrebbe trasformare radicalmente l'approccio alla prevenzione, diagnosi e trattamento di una vasta gamma di malattie, aprendo la strada a una medicina più predittiva, preventiva e personalizzata.

Mentre proseguiamo nella nostra esplorazione dell'epigenetica e della memoria cellulare, ci imbattiamo in ulteriori sfaccettature di questo campo complesso, che mettono in luce come le cellule non solo "ricordino" le influenze passate ma come queste memorie influenzino profondamente le funzioni biologiche e il potenziale terapeutico in modi sempre più specifici e sfumati.

Epigenetica e il Ruolo del Sonno nella Memoria Cellulare

Il sonno emerge come un periodo critico per la riconsolidamento della memoria epigenetica. Durante il sonno, specifiche modificazioni epigenetiche nelle cellule neurali possono essere rafforzate o modificate, influenzando l'apprendimento e la memoria a lungo termine. La ricerca suggerisce che interruzioni del sonno o schemi di sonno irregolari possono disturbare

questi processi epigenetici, evidenziando l'importanza
di un sonno di qualità per la salute cognitiva e la
funzione neuronale ottimale. Interventi che mirano a
ottimizzare i pattern di sonno potrebbero quindi avere
implicazioni significative per la preservazione della
memoria epigenetica e per il trattamento di disturbi
cognitivi.

Stress Ambientale e la Memoria Epigenetica nelle Piante

Approfondendo il ruolo dell'epigenetica
nell'adattamento delle piante, studi hanno dimostrato
come lo stress ambientale, come l'esposizione a
temperature estreme o a condizioni di siccità, possa
indurre cambiamenti epigenetici duraturi che
conferiscono una sorta di "memoria di stress" alle
piante. Questa memoria permette ad alcune specie di
rispondere più efficacemente a futuri eventi di stress,
una caratteristica che potrebbe essere sfruttata per lo
sviluppo di colture agricole più resilienti agli effetti del
cambiamento climatico.

Memoria Epigenetica e Risposta al Trauma

La ricerca sul trauma e sull'epigenetica ha rivelato che
gli eventi traumatici possono lasciare un'impronta
duratura sull'epigenoma, influenzando la suscettibilità
a disturbi come il disturbo da stress post-traumatico
(PTSD) e la depressione. Queste modificazioni
epigenetiche possono alterare l'espressione di geni
coinvolti nella risposta allo stress e nella regolazione
dell'umore, influenzando la risposta di un individuo a

futuri stress psicologici. La comprensione di questi meccanismi offre nuove vie per il trattamento di disturbi legati al trauma, forse attraverso interventi epigenetici mirati a "resettare" le risposte maladattive.

Invecchiamento, Memoria Epigenetica e Rinnovamento Tissutale

La memoria epigenetica ha implicazioni significative anche per l'invecchiamento e il rinnovamento tissutale. Con l'età, l'accumulo di modificazioni epigenetiche può compromettere la capacità delle cellule staminali di funzionare efficacemente, influenzando il rinnovamento e la riparazione dei tessuti. La ricerca attuale sta esplorando come "ringiovanire" queste cellule staminali attraverso la riprogrammazione epigenetica, con l'obiettivo di migliorare la rigenerazione dei tessuti e combattere le malattie legate all'età.

Sfide e Prospettive nel Modulare la Memoria Epigenetica

La promessa di utilizzare la conoscenza della memoria epigenetica per sviluppare nuove terapie porta con sé sfide significative. La specificità del targeting, la comprensione delle reti epigenetiche interconnesse, e le potenziali ripercussioni a lungo termine di modificare l'epigenoma sono tutte questioni che devono essere affrontate con cautela. Inoltre, l'etica di interventi che alterano profondamente la memoria epigenetica, specialmente in contesti transgenerazionali, richiede una riflessione attenta e un dibattito pubblico.

In conclusione, la memoria epigenetica rappresenta una frontiera affascinante della biologia moderna, offrendo intuizioni profonde su come le esperienze ambientali e di vita modellino la funzione cellulare attraverso generazioni. Man mano che la nostra comprensione di questi processi continua a evolversi, si aprono nuove possibilità per interventi che potrebbero un giorno trasformare il trattamento di una vasta gamma di malattie e condizioni legate all'età, sottolineando l'importanza di continuare a esplorare questo campo ricco e complesso.

L'esplorazione approfondita dell'epigenetica e della memoria cellulare ci ha condotti attraverso un panorama complesso di meccanismi biologici, evidenziando come le cellule non solo registrino ma anche "ricordino" gli eventi epigenetici. Questa capacità di memoria influisce significativamente sulla funzione cellulare a lungo termine, giocando un ruolo cruciale nello sviluppo, nell'adattamento ambientale, nella risposta immunitaria, nella rigenerazione tissutale e nella patogenesi delle malattie.

Conclusioni Dettagliate sul Ruolo e l'Impatto della Memoria Epigenetica

- **Influenza sulla Funzione Cellulare e lo Sviluppo**: La memoria epigenetica è fondamentale per il corretto sviluppo e differenziazione cellulare, permettendo alle cellule di mantenere l'identità tissutale e di funzionare correttamente nel contesto dell'organismo. Questo meccanismo assicura che, nonostante le divisioni cellulari, l'espressione genica rimanga coordinata e specifica per tipo di tessuto.

- **Adattamento e Risposta Ambientale**: Le cellule utilizzano la memoria epigenetica per adattarsi ai cambiamenti ambientali, permettendo una risposta rapida e mirata a stimoli precedentemente incontrati. Questa capacità di adattamento è cruciale per la sopravvivenza in ambienti variabili e può avere implicazioni significative per l'evoluzione delle specie e l'adattamento al cambiamento climatico.

- **Risposta Immunitaria e Protezione contro le Malattie**: La memoria immunitaria, mediata da modifiche epigenetiche, è la base dell'efficacia dei vaccini, fornendo una risposta immunitaria accelerata e più efficace a patogeni precedentemente incontrati. Questo aspetto sottolinea l'importanza della memoria epigenetica nella protezione contro le malattie infettive e potenzialmente nella prevenzione di alcune malattie autoimmuni e croniche.

- **Implicazioni nella Patogenesi delle Malattie e nel Trattamento**: Alterazioni della memoria epigenetica possono contribuire alla patogenesi di una vasta gamma di malattie, inclusi il cancro, le malattie neurodegenerative e le condizioni metaboliche. La comprensione di questi meccanismi offre la prospettiva di interventi terapeutici che mirano a correggere le modifiche epigenetiche patologiche, aprendo nuove vie per il trattamento di malattie complesse.

- **Sfide e Considerazioni Future**: Mentre il potenziale di manipolare la memoria epigenetica per scopi terapeutici offre grandi promesse, esistono sfide significative, compresa la necessità di interventi altamente specifici e la comprensione delle potenziali ripercussioni a lungo termine di tali modifiche. Inoltre, le questioni etiche legate alla modifica della memoria epigenetica, specialmente in contesti transgenerazionali, richiedono un'attenta considerazione.

Conclusione Generale

In conclusione, la memoria epigenetica rappresenta un'area di ricerca dinamica e in rapida evoluzione che offre profonde intuizioni sui meccanismi fondamentali della biologia. La capacità delle cellule di "ricordare" eventi epigenetici passati e di utilizzare queste informazioni per influenzare la funzione cellulare a lungo termine ha implicazioni di vasta portata per lo sviluppo, l'adattamento, la risposta immunitaria e la patogenesi delle malattie. Man mano che approfondiamo la nostra comprensione di questi complessi processi, emergono nuove opportunità per lo sviluppo di terapie innovative, sottolineando l'importanza di continuare l'esplorazione e la ricerca in questo campo ricco e promettente. La sfida futura sarà navigare le complesse dinamiche della memoria epigenetica con un approccio che bilanci il potenziale terapeutico con una considerazione attenta delle implicazioni etiche e sociali associate alla modifica dell'epigenoma.

11. Ereditarietà Epigenetica: Esaminare come alcune modifiche epigenetiche possano essere trasmesse tra le generazioni.

L'ereditarietà epigenetica è un fenomeno affascinante che estende la nostra comprensione di come le caratteristiche possano essere trasmesse da una generazione all'altra, non solo attraverso il DNA ma anche mediante le modificazioni epigenetiche. Questo processo permette agli organismi di trasmettere informazioni ambientali e di esperienza, acquisite durante la vita, ai loro discendenti, influenzando la loro espressione genica e, potenzialmente, fenotipi, senza cambiamenti nella sequenza del DNA.

Meccanismi di Ereditarietà Epigenetica

L'ereditarietà epigenetica si realizza principalmente attraverso tre meccanismi principali: la metilazione del DNA, le modificazioni degli istoni e il coinvolgimento di RNA non codificanti. Queste modificazioni possono influenzare l'espressione genica delle generazioni future in diversi modi:

- **Metilazione del DNA**: È uno dei meccanismi più studiati dell'ereditarietà epigenetica. La metilazione di specifici siti CpG nel DNA può silenziare i geni e questa modifica può essere mantenuta durante la divisione cellulare e, in alcuni casi, può essere trasmessa alla prole.

- **Modificazioni degli Istoni**: Analogamente alla metilazione del DNA, le modificazioni post-traduzionali degli istoni, come l'acetilazione o la metilazione, possono influenzare la struttura della cromatina e l'accessibilità del DNA, modificando l'espressione genica. Queste modificazioni possono essere ereditate dalle cellule figlie.

- **RNA non codificanti**: Alcuni RNA non codificanti, inclusi microRNA e long non-coding RNA, possono regolare l'espressione genica e sono stati implicati nell'ereditarietà epigenetica. Possono agire modificando la metilazione del DNA o la struttura della cromatina e possono essere trasmessi dalle cellule germinali alla prole.

Studi e Evidenze

- **Studi in Modello Animale**: Esperimenti condotti su modelli animali, come topi e roundworms, hanno fornito evidenze dirette dell'ereditarietà epigenetica. Per esempio, l'esposizione a certi fattori ambientali come la dieta o lo stress in una generazione può influenzare il metabolismo, la risposta allo stress e il comportamento delle generazioni successive, indipendentemente dalla loro esposizione diretta a tali fattori.

- **Osservazioni nell'Umano**: Anche nell'uomo ci sono indicazioni di ereditarietà epigenetica. Studi epidemiologici sugli effetti delle carestie e altri eventi traumatici hanno mostrato che i discendenti di persone esposte a queste condizioni presentano tassi più alti di alcune malattie metaboliche e psichiatriche, suggerendo una possibile trasmissione epigenetica degli effetti dello stress ambientale.

Implicazioni e Sfide

L'ereditarietà epigenetica ha importanti implicazioni per la biologia evolutiva, la medicina e la salute pubblica. Suggerisce che gli stili di vita e gli ambienti in cui viviamo possono avere impatti non solo sulla nostra salute ma anche su quella delle generazioni future. Tuttavia, ci sono ancora molte sfide nella comprensione dell'ampiezza, della meccanica e della persistenza dell'ereditarietà epigenetica, inclusa la distinzione tra effetti direttamente ereditati e quelli derivanti da influenze ambientali condivise o pratiche di allevamento.

Considerazioni Future

Mentre procediamo nell'esplorazione dell'ereditarietà epigenetica, diventa essenziale approfondire la nostra comprensione di come le modifiche epigenetiche siano mantenute e trasmesse attraverso le generazioni e quali siano le loro conseguenze a lungo termine. Questo richiederà studi longitudinali e transgenerazionali, nonché approcci innovativi per decifrare i complessi meccanismi sottostanti. Ulteriori ricerche potrebbero non solo ampliare la nostra comprensione dell'ereditarietà e dell'evoluzione ma anche aprire nuove vie per la prevenzione e il trattamento di malattie ereditarie e acquisite.

Proseguendo nell'analisi dell'ereditarietà epigenetica, ci addentriamo in ulteriori dettagli e considerazioni che gettano luce sull'ampio spettro di influenze che le modifiche epigenetiche possono avere sulla trasmissione di caratteristiche tra le generazioni. Questa esplorazione continua rivela la complessità intrinseca di questo campo e le sue potenziali implicazioni per la comprensione della biologia, della genetica e delle malattie.

Meccanismi di Persistenza e Cancellazione dell'Ereditarietà Epigenetica

Uno degli aspetti più intriganti dell'ereditarietà epigenetica è il meccanismo attraverso il quale alcune modifiche epigenetiche sono mantenute attraverso le generazioni, mentre altre vengono resettate durante lo sviluppo embrionale. Il processo di "riprogrammazione epigenetica", che avviene nelle prime fasi dello sviluppo embrionale, è cruciale per garantire che la cellula zigotica possa svilupparsi in un organismo completo. Tuttavia, alcune modifiche epigenetiche sembrano sfuggire a questo processo di cancellazione, permettendo loro di essere trasmesse alla prole. Comprendere i meccanismi che sottostanno alla persistenza di queste modifiche rispetto a quelle che vengono cancellate è fondamentale per decifrare i codici dell'ereditarietà epigenetica.

Impatto dell'Ereditarietà Epigenetica sulle Malattie Umane

La trasmissione di modifiche epigenetiche tra le generazioni può avere implicazioni significative per la salute umana, influenzando la predisposizione a malattie come obesità, diabete, disturbi psichiatrici e alcune forme di cancro. Studi che esaminano le popolazioni esposte a traumi o carestie hanno suggerito che gli effetti epigenetici di tali esposizioni possono influenzare non solo gli individui direttamente esposti ma anche i loro discendenti. Questi risultati sottolineano l'importanza di considerare i fattori epigenetici nella valutazione dei rischi di malattia e nelle strategie preventive, nonché la necessità di indagare ulteriormente come queste modifiche possano essere influenzate o invertite.

Epigenetica e Evoluzione

L'ereditarietà epigenetica introduce un nuovo strato di complessità nella teoria dell'evoluzione, suggerendo che gli organismi possono trasmettere informazioni ambientali acquisite ai loro discendenti in modi che possono influenzare l'adattamento e la selezione naturale. Questa prospettiva espande il concetto classico di evoluzione basato esclusivamente sulle mutazioni genetiche e la selezione, introducendo l'idea che la risposta rapida agli ambienti in cambiamento tramite l'epigenetica possa anche svolgere un ruolo nell'evoluzione delle specie.

Sfide Metodologiche nell'Indagare l'Ereditarietà Epigenetica

La ricerca sull'ereditarietà epigenetica è complicata da sfide metodologiche, inclusa la difficoltà di separare gli effetti epigenetici ereditati da quelli risultanti da esposizioni ambientali condivise o da influenze matrine durante la gravidanza e l'allattamento. Inoltre, la necessità di studi longitudinali che attraversano più generazioni per confermare l'ereditarietà epigenetica pone sfide logistiche e etiche. Superare queste sfide richiederà lo sviluppo di approcci sperimentali innovativi e di modelli computazionali avanzati per analizzare i complessi dati epigenetici.

Prospettive Future e Considerazioni Etiche

L'esplorazione continua dell'ereditarietà epigenetica apre nuove frontiere nella biologia e nella medicina, promettendo approfondimenti sui meccanismi di malattia, lo sviluppo di nuove terapie e la comprensione più profonda dell'evoluzione umana. Tuttavia, questa ricerca solleva anche importanti questioni etiche, in particolare riguardo all'uso di interventi epigenetici e alla loro sicurezza, alla privacy e al consenso informato nelle ricerche transgenerazionali, e alle implicazioni sociali e sanitarie di tali scoperte. Affrontare queste questioni richiederà un dialogo aperto tra scienziati, clinici, decisori politici e il pubblico per garantire che i benefici della ricerca sull'ereditarietà epigenetica siano realizzati in modo responsabile e equo.

In conclusione, l'ereditarietà epigenetica rappresenta un campo di studio vitale che promette di rivelare nuove comprensioni della trasmissione delle caratteristiche biologiche e delle malattie attraverso le generazioni. Man mano che avanziamo in questa esplorazione, il potenziale per applicazioni trasformative nella salute e nella medicina aumenta, accompagnato dalla responsabilità di navigare le sfide scientifiche, etiche e sociali presentate da queste scoperte rivoluzionarie.

Mentre continuiamo a sviscerare le profondità dell'ereditarietà epigenetica, ci imbatte in nuove dimensioni e implicazioni di questo fenomeno che non solo approfondiscono la nostra comprensione dell'espressione genica e della biologia dello sviluppo ma aprono anche nuove prospettive sulle interazioni tra genetica, ambiente e salute.

Ereditarietà Epigenetica e Risposta alle Terapie

L'ereditarietà epigenetica può influenzare la risposta individuale alle terapie, inclusi i trattamenti farmacologici. Le modifiche epigenetiche ereditate possono influenzare il metabolismo dei farmaci, la sensibilità e la resistenza, portando a variazioni significative nell'efficacia terapeutica tra gli individui. Questa comprensione può guidare lo sviluppo di approcci terapeutici personalizzati, ottimizzando i trattamenti in base al profilo epigenetico del paziente per migliorare l'efficacia e ridurre gli effetti collaterali.

Ereditarietà Epigenetica e Adattamenti Ambientali

La capacità degli organismi di trasmettere modifiche epigenetiche acquisite in risposta agli ambienti può conferire vantaggi adattativi significativi. Nei contesti ecologici ed evolutivi, questo meccanismo permette una rapida risposta alle variazioni ambientali, facilitando l'adattamento e la sopravvivenza in condizioni mutevoli. Tali meccanismi di ereditarietà epigenetica possono giocare un ruolo nell'accelerazione dell'adattamento delle specie a sfide ambientali emergenti, come i cambiamenti climatici.

Programmazione Epigenetica Precoce e Salute a Lungo Termine

Gli studi sull'ereditarietà epigenetica evidenziano l'importanza della programmazione epigenetica precoce per la salute a lungo termine. Le modifiche epigenetiche che si verificano durante le fasi critiche dello sviluppo, come l'embriogenesi e la prima infanzia, possono avere effetti duraturi sulla predisposizione alle malattie, la funzione metabolica e il benessere psicologico. Questa conoscenza sottolinea la necessità di interventi precoci e mirati che possono prevenire la trasmissione di vulnerabilità epigenetiche alle generazioni future.

Ereditarietà Epigenetica e Dinamiche di Popolazione

L'implicazione dell'ereditarietà epigenetica nelle dinamiche di popolazione fornisce una nuova prospettiva sulla variabilità fenotipica e sulla plasticità delle specie. Le modifiche epigenetiche ereditate possono contribuire alla diversità fenotipica all'interno di una popolazione, influenzando la distribuzione dei tratti e potenzialmente la resilienza della popolazione a fattori di stress ambientali. La comprensione di questi effetti può migliorare le strategie di conservazione e gestione delle specie, in particolare in contesti di rapidi cambiamenti ambientali.

Sfide nell'Interpretazione dell'Ereditarietà Epigenetica

Nonostante il crescente corpo di ricerche sull'ereditarietà epigenetica, rimangono sfide significative nell'interpretazione e nell'applicazione di queste conoscenze. La distinzione tra effetti epigenetici ereditati e influenze ambientali condivise richiede metodi di ricerca sofisticati e approcci multidisciplinari. Inoltre, la variabilità interindividuale nell'ereditarietà epigenetica e il suo impatto sul fenotipo complicano la comprensione dei meccanismi sottostanti e delle loro applicazioni pratiche.

In conclusione, mentre esploriamo ulteriormente il vasto e complesso campo dell'ereditarietà epigenetica, emergono nuove domande e possibilità. La ricerca futura dovrà affrontare le sfide metodologiche e interpretative, cercando di comprendere meglio come le modifiche epigenetiche influenzino la salute e la malattia attraverso le generazioni. Questo lavoro non solo arricchirà la nostra comprensione della biologia fondamentale ma aprirà anche nuove vie per interventi preventivi e terapeutici che mirano a migliorare la salute umana su scala transgenerazionale.

Proseguendo nella nostra esplorazione dell'ereditarietà epigenetica, ci imbattiamo in ulteriori strati di complessità e implicazioni di questa frontiera biologica. L'abilità di trasmettere informazioni ambientali e di esperienza alle generazioni future attraverso meccanismi epigenetici non solo sfida il nostro concetto tradizionale di eredità ma apre anche nuovi orizzonti per comprendere la plasticità fenotipica, la resilienza e la predisposizione alle malattie.

Implicazioni Evolutive dell'Ereditarietà Epigenetica

L'ereditarietà epigenetica arricchisce il paradigma dell'evoluzione, suggerendo che le risposte rapide all'ambiente possono essere trasmesse alle generazioni future, offrendo un vantaggio evolutivo senza richiedere cambiamenti a lungo termine nel DNA. Questa capacità di adattamento "rapido" potrebbe spiegare come alcune specie mostrano una resilienza eccezionale a cambiamenti ambientali drastici. Futuri studi sull'evoluzione potrebbero dover integrare questi meccanismi epigenetici per fornire una comprensione più completa di come le specie si adattano e persistono nel tempo.

Ereditarietà Epigenetica e Sviluppo Neurologico

L'influenza dell'ereditarietà epigenetica nello sviluppo neurologico apre nuove prospettive sulla genesi di condizioni neurodegenerative e disturbi neurocomportamentali. Modifiche epigenetiche trasmesse dalla madre o dal padre possono influenzare lo sviluppo del cervello fetale e infantile, potenzialmente predisponendo a disturbi come l'autismo, la schizofrenia o la depressione. La decodifica di queste traiettorie epigenetiche offre la promessa di interventi precoci che potrebbero mitigare o prevenire l'insorgenza di tali disturbi.

Ereditarietà Epigenetica, Dieta e Metabolismo

La relazione tra dieta, metabolismo e ereditarietà epigenetica fornisce un'ulteriore dimensione di come gli stili di vita e le scelte alimentari possano avere impatti transgenerazionali. Studi hanno dimostrato che la nutrizione durante la gravidanza e nelle prime fasi della vita può influenzare il profilo epigenetico dei discendenti, con effetti a lungo termine sul metabolismo energetico, sul peso corporeo e sul rischio di malattie metaboliche. Questi risultati enfatizzano l'importanza di strategie preventive che considerano l'impatto transgenerazionale delle diete e degli stili di vita.

Tecnologie e Strumenti per lo Studio dell'Ereditarietà Epigenetica

L'avanzamento tecnologico sta rivoluzionando lo studio dell'ereditarietà epigenetica, con strumenti come la sequenziamento di nuova generazione (NGS), la bioinformatica e la modellistica computazionale che forniscono approfondimenti senza precedenti sui pattern epigenetici e la loro trasmissione tra le generazioni. Queste tecnologie permettono di analizzare in modo più accurato e dettagliato le modifiche epigenetiche e di esplorare le loro implicazioni funzionali, aprendo la strada a nuove scoperte e potenziali applicazioni terapeutiche.

Sfide Etiche e Sociali

L'espansione della nostra comprensione dell'ereditarietà epigenetica solleva importanti questioni etiche e sociali, particolarmente in relazione all'uso di tecnologie epigenetiche per modificare i tratti ereditari. Le implicazioni di tali interventi, sia per gli individui che per le società, richiedono un'attenta riflessione e un dibattito aperto. Inoltre, la consapevolezza dell'impatto transgenerazionale delle nostre scelte di vita sottolinea la responsabilità collettiva di promuovere condizioni di vita sane per le generazioni future.

In conclusione, mentre continuiamo a svelare i misteri dell'ereditarietà epigenetica, ci troviamo di fronte a un territorio biologico ricco e in gran parte inesplorato che ci sfida a riconsiderare molte delle nostre nozioni tradizionali su genetica ed ereditarietà. L'accumulo di evidenze suggerisce che l'ereditarietà epigenetica gioca un ruolo fondamentale nella trasmissione di caratteristiche influenzate dall'ambiente e dall'esperienza vissuta tra le generazioni, offrendo nuove prospettive sulla plasticità del fenotipo, sulla salute e sullo sviluppo delle malattie.

Conclusione Approfondita sull'Ereditarietà Epigenetica

- **Influenza Trasgenerazionale**: L'ereditarietà epigenetica fornisce un meccanismo attraverso il quale le esperienze ambientali e comportamentali possono essere trasmesse dalla generazione dei genitori alla prole, influenzando l'espressione genica e potenzialmente predisponendo a condizioni di salute o malattia. Questa trasmissione di informazioni ambientali codificate epigeneticamente introduce un ulteriore livello di interazione tra genotipo e ambiente, espandendo il contesto in cui consideriamo l'adattamento e l'evoluzione.

- **Implicazioni per la Salute Pubblica e la Medicina Preventiva**: La comprensione dell'ereditarietà epigenetica ha implicazioni profonde per la salute pubblica e la medicina preventiva, enfatizzando l'importanza degli stili di vita, delle diete e degli ambienti sani non solo per gli individui ma anche per le loro future generazioni. Questo approccio multidimensionale alla salute incoraggia interventi preventivi che mirano a ottimizzare l'ambiente epigenetico attraverso generazioni, con potenziali benefici per la riduzione dell'incidenza di malattie croniche e il miglioramento della salute e del benessere a lungo termine.

- **Sviluppi Futuri nella Ricerca**: Lo studio dell'ereditarietà epigenetica è all'avanguardia della biologia e della genetica, con sviluppi futuri che promettono di rivelare meccanismi ancora più dettagliati di trasmissione epigenetica e di interazione tra geni e ambiente. L'adozione di tecnologie avanzate e approcci multidisciplinari nella ricerca epigenetica accelererà la scoperta di nuovi meccanismi epigenetici e la loro applicazione nel trattamento e nella prevenzione delle malattie.

- **Considerazioni Etiche e Sociali**: Mentre avanziamo nella comprensione e nell'applicazione dell'ereditarietà epigenetica, è imperativo affrontare le questioni etiche e sociali che emergono. Il potenziale di modificare epigeneticamente i tratti ereditari solleva domande sulla responsabilità, sul consenso e sull'equità, richiedendo un dialogo inclusivo tra scienziati, decisori politici, etici e il pubblico per navigare queste acque complesse in modo responsabile.

In conclusione, l'ereditarietà epigenetica rappresenta un campo di studio dinamico che sfida e arricchisce la nostra comprensione della biologia ereditaria. Man mano che sveliamo i segreti di come le modifiche epigenetiche sono trasmesse attraverso le generazioni e come queste influenzano la salute e la malattia, ci avviciniamo a un'era di medicina personalizzata e preventiva che tiene conto non solo del nostro DNA ma anche delle storie epigenetiche scritte dalle nostre vite e dall'ambiente. La continua esplorazione di questo territorio inesplorato promette non solo avanzamenti scientifici ma anche la possibilità di approcci terapeutici rivoluzionari che potrebbero trasformare la cura della salute per le generazioni future.

12. Tecnologie e Metodi di Ricerca Epigenetica: Presentazione delle tecnologie e dei metodi usati nella ricerca epigenetica, inclusi i test epigenetici e l'analisi del genoma.

La ricerca epigenetica, un campo dinamico e in rapida espansione, sfrutta una gamma diversificata di tecnologie e metodi per esplorare come le modificazioni epigenetiche influenzano l'espressione genica senza cambiare la sequenza del DNA. Queste tecnologie sono fondamentali per decifrare i complessi meccanismi epigenetici che regolano lo sviluppo, la malattia, e la risposta agli ambienti, aprendo nuove frontiere nella comprensione della biologia e nello sviluppo di terapie innovative.

Bisolfito di Sequenziamento (Bisulfite Sequencing)

Il sequenziamento del bisolfito è una tecnica standard per analizzare la metilazione del DNA. Il trattamento con bisolfito converte la citosina non metilata in uracile, mentre la citosina metilata rimane inalterata, permettendo il rilevamento di pattern di metilazione specifici del sito. Questa tecnica può essere applicata su scala genomica per creare mappe dettagliate della metilazione del DNA, offrendo intuizioni preziose sulla regolazione epigenetica dell'espressione genica.

ChIP-sequencing (Chromatin Immunoprecipitation Sequencing)

Il ChIP-sequencing combina la precipitazione immunochimica della cromatina (ChIP) con il sequenziamento ad alta risoluzione per identificare le regioni del genoma associate a specifiche proteine o modificazioni degli istoni. Questo metodo permette agli scienziati di mappare le interazioni proteina-DNA e le modificazioni degli istoni su larga scala, fornendo una panoramica complessiva della struttura e dell'attività della cromatina in diversi contesti cellulari e condizioni.

ATAC-Seq (Assay for Transposase-Accessible Chromatin with high-throughput sequencing)

L'ATAC-Seq è una tecnica che sfrutta una transposasi per tagliare apertamente le regioni della cromatina e inserire sequenze adattatore per il sequenziamento. Questo metodo è utilizzato per mappare la cromatina accessibile in tutto il genoma, offrendo intuizioni sulla regolazione dell'espressione genica e l'architettura della cromatina.

Analisi del RNA non codificante

Data l'importanza degli RNA non codificanti, inclusi microRNA e long non-coding RNA (lncRNA), nella regolazione epigenetica, diverse tecniche sono state sviluppate per il loro studio. Queste includono il microarray e il sequenziamento ad alta risoluzione, che permettono di profilare l'espressione degli RNA non codificanti e di esplorare il loro ruolo nella regolazione epigenetica.

Epigenome-Wide Association Studies (EWAS)

Gli EWAS sono studi osservazionali che cercano di identificare pattern di modificazioni epigenetiche, come la metilazione del DNA, associati a tratti fenotipici, malattie o esposizioni ambientali. Questi studi utilizzano array di metilazione del DNA o tecniche di sequenziamento per esaminare campioni su larga scala, cercando associazioni tra modifiche epigenetiche e condizioni di interesse.

Editing Epigenetico

Tecnologie di editing genomico come CRISPR/Cas9 sono state adattate per modificare specificamente lo stato epigenetico dei geni senza alterare la sequenza del DNA. Questi approcci di editing epigenetico consentono la manipolazione diretta delle modificazioni del DNA e degli istoni o dell'espressione di RNA non codificanti, offrendo potenti strumenti per lo studio delle funzioni epigenetiche e lo sviluppo di terapie mirate.

Bioinformatica e Modellazione Computazionale

L'analisi bioinformatica gioca un ruolo cruciale nella ricerca epigenetica, data la vastità e la complessità dei dati generati. Algoritmi avanzati e modelli computazionali sono essenziali per interpretare pattern epigenetici, integrare dati multi-omici e identificare reti di regolazione genica, facilitando la comprensione di complessi sistemi biologici.

Conclusione

Le tecnologie e i metodi di ricerca epigenetica sono in costante evoluzione, espandendo le nostre capacità di sondare la complessa regolazione epigenetica della vita. Mentre continuiamo a svelare gli intricati meccanismi epigenetici che guidano lo sviluppo, la fisiologia e la patologia, queste tecnologie avanzate promettono di trasformare il nostro approccio alla diagnosi, alla prevenzione e al trattamento delle malattie, aprendo nuovi orizzonti nella medicina personalizzata e nella terapia epigenetica.

Proseguendo nell'esplorazione delle tecnologie e dei metodi usati nella ricerca epigenetica, ci imbattiamo in nuove frontiere e applicazioni che ampliano ulteriormente il nostro orizzonte scientifico e terapeutico. Questi sviluppi innovativi non solo affinano la nostra capacità di decifrare i codici epigenetici ma aprono anche la strada a interventi più mirati e personalizzati.

Single-Cell Epigenomics

L'epigenomica a singola cellula rappresenta un'avanzata significativa nel campo, consentendo agli scienziati di esaminare le modificazioni epigenetiche a livello di singole cellule. Questo approccio ha rivelato un'eterogeneità epigenetica notevole tra le cellule che precedentemente era oscurata nelle analisi di popolazioni cellulari miste. Le tecnologie di sequenziamento a singola cellula come scATAC-Seq e scBS-Seq forniscono dettagli senza precedenti sulla dinamica della cromatina e sui pattern di metilazione in diversi contesti cellulari, offrendo nuove prospettive su come le modificazioni epigenetiche guidano lo sviluppo, la differenziazione cellulare e la malattia.

Epitranscriptomics

L'epitranscriptomica, lo studio delle modificazioni chimiche all'interno degli RNA che influenzano la loro funzione, è un altro campo emergente che si intreccia strettamente con la ricerca epigenetica. Modificazioni come la metilazione dell'RNA possono influenzare la stabilità dell'RNA, la traduzione e l'interazione con le proteine, svolgendo ruoli critici nella regolazione genica. Tecniche come il sequenziamento ad alta risoluzione degli RNA modificati stanno iniziando a svelare il complesso paesaggio dell'epitranscriptoma e il suo impatto sulle funzioni cellulari e sulla malattia.

Modificazioni degli Istoni e Interazione Conformazionale

Le tecnologie avanzate hanno migliorato la nostra capacità di studiare le modificazioni degli istoni e la loro influenza sull'architettura della cromatina. Metodi come la cromatina Conformation Capture (3C) e le sue varianti (4C, 5C, Hi-C) consentono agli scienziati di mappare l'organizzazione tridimensionale della cromatina nel nucleo, rivelando come le interazioni tra regioni genetiche lontane siano mediate da modificazioni epigenetiche. Queste informazioni sono fondamentali per comprendere i complessi meccanismi di regolazione genica e le loro disfunzioni nelle malattie.

Epigenome Editing

L'editing dell'epigenoma, in particolare attraverso l'uso di sistemi basati su CRISPR/Cas9 modificate per targetizzare modificazioni epigenetiche specifiche senza tagliare il DNA, rappresenta una frontiera promettente per interventi terapeutici mirati. Queste tecniche permettono la modifica precisa di marcatori epigenetici come la metilazione del DNA e le modificazioni degli istoni, offrendo il potenziale per "correggere" profili epigenetici disfunzionali associati a malattie genetiche, cancro, e altri disturbi.

Piattaforme di Screening ad Alto Rendimento

Lo sviluppo di piattaforme di screening ad alto rendimento per l'analisi epigenetica permette la valutazione rapida di come composti chimici, piccole molecole e altri fattori influenzino lo stato epigenetico delle cellule. Questi strumenti sono essenziali per identificare nuovi agenti epigenetici che possono servire come terapie mirate, accelerando il passaggio dalla ricerca di base allo sviluppo clinico di trattamenti epigenetici.

Sfide e Opportunità

Man mano che esploriamo queste tecnologie avanzate e metodologie innovative, diventa chiaro che la ricerca epigenetica sta entrando in una nuova era di scoperta e applicazione. Tuttavia, con queste opportunità emergono sfide significative, inclusa la necessità di interpretare volumi enormi di dati complessi, la comprensione delle interconnessioni tra diversi livelli di regolazione epigenetica, e la traslazione di queste scoperte in terapie cliniche efficaci e sicure. La ricerca futura dovrà affrontare queste sfide attraverso approcci integrati che combinano biologia, chimica, informatica e ingegneria.

Integrazione di Dati Epigenetici Multi-omici

L'avanzamento delle tecnologie di sequenziamento e l'analisi bioinformatica hanno reso possibile l'integrazione di dati epigenetici con altri tipi di dati omici, come genomi, trascrittomica e proteomica. Questo approccio olistico, noto come analisi multi-omica, permette una comprensione più profonda dei sistemi biologici, rivelando come le modifiche epigenetiche interagiscono con altri livelli di regolazione per influenzare la funzione cellulare e l'organismo nel suo complesso. La sfida sta nell'elaborare e interpretare enormi set di dati eterogenei per identificare pattern significativi e percorsi regolatori.

Tecnologie di Imaging Epigenetico

Le tecniche avanzate di imaging consentono ora di visualizzare le modificazioni epigenetiche e l'organizzazione della cromatina in cellule vive, fornendo insight dinamici sulla regolazione epigenetica in tempo reale. L'imaging ad alta risoluzione e la microscopia a super-risoluzione stanno aprendo nuove vie per studiare l'epigenetica a livello molecolare e cellulare, offrendo la possibilità di osservare come le modifiche epigenetiche si verificano e si alterano in risposta a stimoli interni ed esterni.

Modelli Predittivi e Machine Learning

L'applicazione di algoritmi di machine learning e modelli predittivi sta diventando sempre più prevalente nella ricerca epigenetica, aiutando a decifrare i complessi meccanismi regolatori e a prevedere gli effetti di specifiche modifiche epigenetice. Questi strumenti computazionali possono analizzare grandi set di dati per identificare correlazioni, pattern e potenziali bersagli terapeutici, accelerando la scoperta e l'applicazione di conoscenze epigenetiche nella pratica clinica.

Eterogeneità e Specificità Tessutale

Una sfida importante nella ricerca epigenetica è rappresentata dall'eterogeneità e dalla specificità tessutale delle modifiche epigenetiche. Le tecniche che permettono l'analisi di specifici tipi cellulari o tessuti stanno diventando essenziali per comprendere come le modifiche epigenetiche influenzino la funzione in contesti biologici diversi. Questa comprensione dettagliata è cruciale per lo sviluppo di terapie epigenetiche mirate che possano modulare l'espressione genica in maniera specifica per tessuto.

Prospettive Future

Mentre procediamo, il campo dell'epigenetica continua a espandersi, promettendo nuove scoperte e applicazioni. Le sfide nel tradurre queste conoscenze in terapie efficaci e sicure rimangono significative, ma l'evoluzione continua delle tecnologie e dei metodi di ricerca offre speranze senza precedenti per il futuro. Collaborazioni multidisciplinari e l'integrazione di diverse aree di studio saranno fondamentali per sbloccare il pieno potenziale della ricerca epigenetica, aprendo la strada a trattamenti innovativi per una vasta gamma di malattie e, in ultima analisi, a una migliore comprensione della complessità della vita stessa.

Mentre proseguiamo nell'esplorazione delle frontiere della ricerca epigenetica, ci immergiamo in un terreno ancora più fertile di innovazioni e applicazioni emergenti. Questo approfondimento ci porta a considerare come le nuove scoperte e le tecnologie potrebbero trasformare non solo il nostro approccio alla medicina ma anche la nostra comprensione dell'interazione tra geni e ambiente.

Microbioma e Epigenetica

La ricerca sta iniziando a svelare l'influenza significativa del microbioma sull'epigenoma. I metaboliti prodotti dal microbioma possono influenzare le modificazioni epigenetiche nelle cellule ospiti, implicando un ulteriore livello di regolazione genica mediato dall'ambiente microbico. La caratterizzazione dell'interazione tra microbioma ed epigenoma potrebbe portare a nuovi approcci per modulare l'epigenoma attraverso interventi mirati sul microbioma, offrendo potenziali strategie terapeutiche per malattie influenzate da questi fattori ambientali interni.

Epigenetica e Ingegneria dei Tessuti

L'ingegneria dei tessuti e la medicina rigenerativa stanno iniziando a incorporare principi epigenetici per migliorare la rigenerazione e la riparazione dei tessuti. La manipolazione dell'epigenoma delle cellule staminali o dei tessuti danneggiati potrebbe migliorare la loro capacità di differenziarsi e funzionare in modi desiderati. L'uso di fattori epigenetici in combinazione con scaffold biomateriali e segnali biochimici promette di ottimizzare la rigenerazione dei tessuti e l'ingegneria organica, portando a nuove frontiere nel trattamento di lesioni e malattie degenerative.

Neuroepigenetica e Funzioni Cognitive

La neuroepigenetica esplora come le modificazioni epigenetiche nel cervello influenzino le funzioni cognitive, l'apprendimento e la memoria. Questo campo sta scoprendo meccanismi attraverso i quali esperienze come lo stress, l'apprendimento e le interazioni ambientali modulino l'espressione genica nel cervello tramite cambiamenti epigenetici. Queste ricerche hanno implicazioni profonde per comprendere i disturbi neurologici e sviluppare terapie mirate che potrebbero ripristinare o migliorare le funzioni cognitive compromesse.

Screening Epigenetico per la Salute Pubblica

Lo sviluppo di metodi di screening epigenetico accessibili e affidabili per la popolazione generale potrebbe rivoluzionare la medicina preventiva, consentendo l'identificazione precoce di individui a rischio di malattie epigeneticamente mediate. Tali screening potrebbero informare interventi personalizzati, dalla nutrizione e l'esercizio fisico fino a trattamenti farmacologici mirati, per prevenire o ritardare l'insorgenza di malattie.

Sfide nell'Integrazione Dati e Interpretazione

Mentre le tecnologie epigenetiche avanzano, emergono sfide significative nell'integrazione e nell'interpretazione dei vasti set di dati generati. La capacità di correlare specifiche modificazioni epigenetiche con effetti fenotipici richiede una comprensione avanzata di bioinformatica e statistica, nonché modelli computazionali sofisticati per analizzare interazioni complesse e multi-livello. Questo necessita di un impegno continuo nella formazione di scienziati con competenze interdisciplinari che possano navigare in questi complessi set di dati.

Etica e Governance nella Ricerca Epigenetica

Man mano che esploriamo le potenzialità dell'epigenetica, le questioni etiche e di governance diventano sempre più pressanti. Le implicazioni di modificare l'epigenoma, particolarmente in contesti transgenerazionali o prenatali, sollevano questioni riguardanti la consensualità, l'equità e le conseguenze a lungo termine. L'evoluzione delle normative e dei quadri etici che regolano la ricerca e l'applicazione delle tecnologie epigenetiche sarà cruciale per garantire che i benefici siano realizzati in modo responsabile e equo.

In conclusione, il campo dell'epigenetica continua a espandersi, offrendo approfondimenti rivoluzionari sul funzionamento della vita a livello molecolare e aprendo nuove strade per la terapia e la prevenzione delle malattie. Mentre affrontiamo le sfide tecniche, interpretative ed etiche, l'avanzamento nella ricerca epigenetica promette di portare a una nuova era nella biologia e nella medicina, trasformando il nostro approccio alla salute e alla malattia in modi che stiamo solo iniziando a immaginare.

Man mano che il campo dell'epigenetica si espande, le sue applicazioni e i suoi metodi di ricerca si diversificano, toccando vari aspetti della biologia, della medicina e persino delle scienze sociali. Questa continua esplorazione apre nuovi orizzonti scientifici, portando alla luce sfaccettature ancora inesplorate e promettendo di rivoluzionare ulteriormente il nostro approccio alla comprensione della vita.

Epigenetica Ambientale e Salute Globale

L'epigenetica ambientale emerge come un campo critico che esplora come fattori ambientali, quali inquinanti, dieta, stress e stile di vita, influenzino l'epigenoma e, di conseguenza, la salute umana su scala globale. Identificare le firme epigenetiche associate all'esposizione ambientale può fornire indicatori precoci di malattie, contribuendo a strategie preventive e interventi mirati a mitigare gli effetti negativi dell'ambiente sulla salute. Questa area di studio sottolinea l'importanza di un approccio olistico alla salute pubblica che integri considerazioni ambientali, sociali ed epigenetiche.

Intelligenza Artificiale e Analisi Epigenetica

L'intelligenza artificiale (IA) e il machine learning stanno diventando strumenti indispensabili nell'analisi dei dati epigenetici. L'impiego di algoritmi di IA può aiutare a decifrare modelli complessi all'interno di grandi set di dati epigenetici, predire l'impatto di specifiche modificazioni epigenetiche e identificare nuovi bersagli terapeutici. Questi strumenti avanzati promettono di accelerare la scoperta scientifica nell'epigenetica, rendendo possibile una personalizzazione ancora maggiore delle terapie mediche e un approccio più raffinato alla ricerca di base.

Epigenetica e l'Origine dello Sviluppo delle Malattie

L'epigenetica gioca un ruolo chiave nello sviluppo delle malattie, offrendo spiegazioni su come le modifiche non genetiche contribuiscano a condizioni come il cancro, le malattie cardiovascolari, e i disturbi neurologici. L'approfondimento della comprensione delle basi epigenetiche delle malattie può rivelare momenti critici dello sviluppo o periodi di suscettibilità ambientale, offrendo finestre di opportunità per interventi preventivi o terapeutici che potrebbero alterare la traiettoria della malattia.

Dinamiche Epigenetiche nelle Popolazioni Cellulari

Studiare le dinamiche epigenetiche all'interno di popolazioni cellulari, specialmente in tessuti eterogenei o in ambienti di malattia come i tumori, può rivelare come la diversità epigenetica contribuisca alla funzione tessutale, alla risposta al trattamento e alla progressione della malattia. Questa analisi richiede metodi sofisticati per isolare e caratterizzare singole cellule o gruppi di cellule all'interno di un tessuto, svelando il panorama complesso delle regolazioni epigenetiche che guidano il comportamento cellulare in contesti fisiologici e patologici.

Sfide nella Standardizzazione e Reproducibilità

Mentre la ricerca epigenetica avanza, emergono sfide nella standardizzazione dei metodi di raccolta dei dati, nella loro analisi e nella riproducibilità degli studi. La variabilità nei protocolli di laboratorio, nelle piattaforme tecnologiche e nelle analisi bioinformatiche può influenzare l'interpretazione dei dati epigenetici. Affrontare queste sfide richiederà un impegno condiviso nella comunità scientifica per sviluppare standard rigorosi e pratiche di condivisione dei dati che facilitino confronti accurati e replicazioni degli studi.

Considerazioni Etiche nell'Epigenetica

Man mano che esploriamo le profondità dell'influenza epigenetica sulla salute e la malattia, emergono questioni etiche riguardanti la privacy dei dati, il consenso informato e le implicazioni delle scoperte epigenetiche sull'individuo e la società. Il dibattito etico deve evolvere parallelamente ai progressi scientifici, assicurando che le potenziali applicazioni della ricerca epigenetica siano perseguite in modo responsabile e con considerazione delle implicazioni a lungo termine per gli individui e le comunità.

In conclusione, il continuo sviluppo di tecnologie e metodi di ricerca in epigenetica non solo amplia la nostra comprensione del regno biologico ma solleva anche questioni fondamentali su come queste informazioni possano essere utilizzate per migliorare la salute umana e affrontare le sfide della malattia. Man mano che navigiamo in questo territorio inesplorato, la promessa di nuove scoperte e terapie basate sull'epigenetica illumina il cammino verso un futuro in cui la medicina può essere più personalizzata, preventiva e potente.

Mentre procediamo attraverso l'intricato paesaggio dell'epigenetica, diventa chiaro che i metodi di ricerca e le tecnologie in questo campo non solo aprono nuove vie per la comprensione fondamentale dei meccanismi biologici ma stabiliscono anche le basi per rivoluzionari approcci terapeutici e preventive. La continua evoluzione delle tecniche epigenetiche, dall'analisi dettagliata della metilazione del DNA e delle modificazioni degli istoni alla sofisticata modellizzazione computazionale e all'applicazione dell'intelligenza artificiale, sta ridefinendo il nostro approccio alla biologia molecolare e alla medicina.

Sintesi dei Progressi Tecnologici e Metodologici

La ricerca epigenetica ha beneficiato enormemente dell'avanzamento di tecnologie come il sequenziamento del bisolfito, il ChIP-sequencing, l'ATAC-Seq e il sequenziamento a singola cellula, che insieme hanno illuminato la complessità dell'epigenoma e la sua influenza sulla regolazione genica. Questi strumenti hanno rivelato la dinamica epigenetica nelle malattie, nei processi di sviluppo e nelle risposte adattative agli ambienti, enfatizzando il ruolo critico delle modifiche epigenetiche nella salute e nella malattia.

Impatto sull'Epigenetica e le Discipline Correlate

L'impiego di queste tecnologie ha esteso l'epigenetica oltre i confini della biologia molecolare per influenzare campi come la neuroscienze, l'immunologia, la psicologia e l'ecologia. L'integrazione dell'epigenetica con lo studio del microbioma, l'ingegneria dei tessuti e la medicina rigenerativa apre nuovi paradigmi per comprendere la plasticità biologica e per sviluppare terapie personalizzate.

Sfide e Opportunità Future

Nonostante questi progressi, rimangono sfide significative nella standardizzazione delle metodologie, nella gestione e interpretazione dei vasti set di dati e nella traduzione delle scoperte epigenetiche in applicazioni cliniche pratiche. La ricerca futura dovrà affrontare queste sfide attraverso lo sviluppo di approcci standardizzati e replicabili, la promozione di iniziative di condivisione dei dati e l'adozione di tecnologie innovative come l'intelligenza artificiale per analizzare complessi pattern epigenetici.

Considerazioni Etiche e Societali

Parallelamente, l'avanzamento della ricerca epigenetica solleva questioni etiche e sociali importanti, richiedendo una riflessione attenta sulle implicazioni delle modifiche epigenetiche ereditarie, sulla privacy dei dati genetici ed epigenetici e sull'accesso equo alle terapie epigenetiche emergenti. La governance di queste tecnologie richiederà un dialogo inclusivo tra ricercatori, clinici, decisori politici e il pubblico per navigare le complessità etiche e garantire che i benefici della ricerca epigenetica siano distribuiti equamente.

Conclusione

In conclusione, la ricerca epigenetica sta attraversando un'era di trasformazione radicale, alimentata da progressi tecnologici e metodologici che espandono la nostra comprensione dei sistemi biologici e offrono nuove prospettive per trattamenti innovativi. Mentre continuiamo a esplorare l'epigenoma con strumenti sempre più sofisticati, ci avviciniamo a una nuova frontiera della biologia e della medicina, dove la capacità di modificare selettivamente l'espressione genica offre possibilità senza precedenti per combattere malattie, migliorare la salute umana e rispondere alle domande fondamentali sulla vita stessa. L'avventura della ricerca epigenetica, ricca di scoperte e sfide, promette di portare a una comprensione più profonda della vita a livello molecolare e a un futuro in cui la medicina personalizzata e preventiva diventa una realtà per tutti.

13. Epigenetica e Psichiatria: Esplorare il legame tra epigenetica e disturbi psichiatrici come la depressione e l'ansia.

L'epigenetica, con il suo studio delle modificazioni ereditabili dell'espressione genica che non implicano cambiamenti nella sequenza del DNA, offre una prospettiva rivoluzionaria sui disturbi psichiatrici, tra cui depressione e ansia. Questo campo di ricerca sta rivelando come fattori ambientali, esperienze di vita e stress psicologico possano influenzare l'epigenoma e, di conseguenza, contribuire allo sviluppo e alla progressione di questi disturbi.

Meccanismi Epigenetici nei Disturbi Psichiatrici

- **Metilazione del DNA**: Studi hanno dimostrato che variazioni nei pattern di metilazione del DNA in specifici geni possono essere associate a disturbi psichiatrici come la depressione e l'ansia. Per esempio, alterazioni nella metilazione di geni coinvolti nel sistema dell'asse ipotalamo-ipofisi-surrene (HPA), che regola la risposta allo stress, possono influenzare la suscettibilità di un individuo a questi disturbi.

- **Modificazioni degli Istoni**: Le modificazioni post-traduzionali degli istoni, che influenzano la struttura della cromatina e l'accessibilità del DNA, sono state collegate alla regolazione dell'espressione di geni importanti per il funzionamento cerebrale e la risposta allo stress. Disfunzioni in queste modificazioni possono pertanto avere un ruolo nello sviluppo di disturbi psichiatrici.

- **RNA non codificanti**: Gli RNA non codificanti, come i microRNA (miRNA), regolano l'espressione genica a livello post-trascrizionale. Anomalie nella regolazione mediata da miRNA sono state associate a variazioni nell'espressione di geni correlati a funzioni cerebrali critiche, suggerendo un possibile meccanismo attraverso cui gli RNA non codificanti contribuiscono ai disturbi psichiatrici.

Implicazioni per la Diagnosi e il Trattamento

La comprensione dei meccanismi epigenetici coinvolti nei disturbi psichiatrici ha importanti implicazioni per la diagnosi e il trattamento. I biomarcatori epigenetici potrebbero un giorno permettere diagnosi più precise e personalizzate, mentre le terapie che mirano a specifici meccanismi epigenetici offrono la promessa di trattamenti più efficaci e con minori effetti collaterali rispetto alle opzioni attualmente disponibili. Ad esempio, farmaci che modulano la metilazione del DNA o le modificazioni degli istoni potrebbero correggere disfunzioni specifiche dell'espressione genica associate a questi disturbi.

Sfide e Prospettive Future

Nonostante il potenziale promettente dell'epigenetica nella comprensione e nel trattamento dei disturbi psichiatrici, rimangono significative sfide. La complessità dei disturbi psichiatrici, che sono influenzati da una moltitudine di fattori genetici e ambientali, richiede approcci olistici che considerino l'interazione tra questi fattori. Inoltre, la reversibilità di alcune modifiche epigenetiche solleva la possibilità di interventi terapeutici mirati, ma anche questioni riguardanti la durata e l'efficacia di tali trattamenti.

La ricerca futura dovrà continuare a esplorare il legame tra l'ambiente, l'epigenoma e i disturbi psichiatrici, utilizzando approcci multidisciplinari che integrino la genetica, la neuroscienza, la psicologia e la biologia molecolare. Un'attenzione particolare dovrebbe essere rivolta agli studi longitudinali che possono tracciare come le esperienze di vita e le esposizioni ambientali influenzino l'epigenoma nel tempo, e come queste modifiche, a loro volta, influenzino la salute mentale.

In conclusione, l'epigenetica offre una prospettiva preziosa e innovativa sui disturbi psichiatrici, sottolineando l'importanza delle interazioni tra geni e ambiente nella patogenesi di queste condizioni. Mentre la ricerca avanza, emerge la speranza di nuove strategie diagnostiche e terapeutiche che possono un giorno trasformare la cura dei pazienti affetti da disturbi psichiatrici, offrendo trattamenti più mirati e personalizzati basati su un profondo comprendonio dei meccanismi biologici sottostanti.

Approfondendo ulteriormente il collegamento tra epigenetica e disturbi psichiatrici, ci troviamo davanti a un panorama di ricerca che continua a espandersi, rivelando nuove sfaccettature e potenziali terapeutici. L'intersezione tra esperienze di vita, cambiamenti epigenetici e salute mentale offre un campo fertile per innovazioni che potrebbero radicalmente migliorare la comprensione e il trattamento dei disturbi psichiatrici.

Interazioni Epigenetiche e la Plasticità del Cervello

Il cervello è un organo di straordinaria plasticità, in grado di modificare le sue connessioni e funzioni in risposta all'ambiente e alle esperienze. Questa plasticità è regolata in parte da meccanismi epigenetici che permettono una rapida risposta ai cambiamenti ambientali e psicologici, influenzando la funzione neuronale. La ricerca sta iniziando a svelare come queste modifiche epigenetiche contribuiscano alla capacità del cervello di adattarsi, apprendere e memorizzare, e come disfunzioni in questi processi possano contribuire ai disturbi psichiatrici. La comprensione della plasticità epigenetica nel cervello potrebbe aprire la strada a strategie per potenziare la resilienza neurale o invertire le alterazioni patologiche associate ai disturbi mentali.

Studi Epigenetici e Risposta al Trauma

Le esperienze traumatiche, specialmente quando occorrono nell'infanzia, hanno un impatto profondo sulla salute mentale a lungo termine. Gli studi epigenetici hanno dimostrato che l'esposizione al trauma può lasciare un'impronta duratura sull'epigenoma, modificando l'espressione di geni coinvolti nella risposta allo stress e nell'emozione. Queste modifiche possono aumentare la vulnerabilità a disturbi come depressione, PTSD e ansia. La ricerca in questo ambito mira a identificare le modifiche epigenetiche indotte dal trauma e a sviluppare interventi capaci di mitigare il loro impatto, offrendo speranza per una maggiore resilienza o recupero da esperienze traumatiche.

Personalizzazione della Terapia Psichiatrica

L'epigenetica detiene la promessa di personalizzare la terapia psichiatrica in modo più efficace rispetto ai metodi attuali, che spesso seguono un approccio "taglia unica". La caratterizzazione del profilo epigenetico di un individuo potrebbe guidare la selezione di trattamenti specifici che tengano conto delle sue uniche modifiche epigenetiche, migliorando l'efficacia terapeutica e riducendo gli effetti collaterali. Inoltre, l'identificazione di biomarcatori epigenetici potrebbe prevedere la risposta al trattamento, consentendo una gestione più mirata e tempestiva dei disturbi psichiatrici.

Sfide nella Ricerca Epigenetica e Psichiatria

Nonostante il potenziale trasformativo dell'epigenetica nella psichiatria, esistono significative sfide metodologiche e concettuali. La complessità dell'epigenoma e la sua interazione con innumerevoli fattori genetici e ambientali rendono difficile disentagliare le cause e gli effetti nei disturbi psichiatrici. Inoltre, la variabilità individuale nell'epigenoma richiede ampi studi di coorte e approcci statistici sofisticati per identificare correlazioni significative tra modifiche epigenetiche e condizioni psichiatriche. Affrontare queste sfide richiederà un impegno continuo verso la ricerca interdisciplinare e l'innovazione tecnologica.

Prospettive Future

Mentre proseguiamo nella nostra esplorazione dell'epigenetica nel contesto dei disturbi psichiatrici, emergono nuove possibilità per interventi preventivi e terapeutici basati su una comprensione più profonda della biologia sottostante questi disturbi. L'epigenetica rappresenta un ponte tra il genoma e l'ambiente, offrendo intuizioni uniche su come i nostri ambienti, esperienze e stili di vita influenzino la salute mentale. Man mano che questa ricerca avanza, ci avviciniamo a un futuro in cui la cura dei disturbi psichiatrici può essere radicalmente trasformata, basata su un approccio più personalizzato, comprensivo e olistico.

Proseguendo nella nostra comprensione dell'intersezione tra epigenetica e psichiatria, ci troviamo davanti a un'espansione continua di conoscenze che apre nuove prospettive sul trattamento e sulla comprensione dei disturbi mentali. Questa esplorazione continua ci porta a riconoscere la complessità e la dinamica intrinseca dei sistemi biologici e la loro interazione con l'ambiente, riflettendo sull'impatto a lungo termine degli interventi epigenetici.

Epigenetica e la Resilienza Mentale

La ricerca sta iniziando a svelare come l'epigenetica contribuisca alla resilienza mentale, la capacità di adattarsi positivamente a situazioni di stress e trauma. Gli studi indicano che specifiche modifiche epigenetiche possono rafforzare i percorsi neurali associati alla resilienza, suggerendo potenziali obiettivi per rafforzare le difese naturali dell'individuo contro i disturbi psichiatrici. Questa prospettiva apre la strada a interventi preventivi che non si limitano a trattare i sintomi dei disturbi mentali ma mirano a potenziare la capacità intrinseca dell'individuo di gestire lo stress e l'ansia.

Modellazione Epigenetica e Disturbi Mentali

L'adozione di modelli animali e sistemi di coltura cellulare per studiare le modifiche epigenetiche fornisce insight preziosi sui meccanismi sottostanti ai disturbi psichiatrici. Questi modelli consentono la manipolazione controllata dell'ambiente e del background genetico, offrendo una finestra sulle relazioni causali tra fattori epigenetici e manifestazioni di disturbi mentali. La sfida rimane nel tradurre questi risultati in contesti umani, dove la complessità dell'esperienza umana e l'interazione genetica sono significativamente più intricate.

Epigenetica e Terapie Comportamentali

Oltre alle terapie farmacologiche, l'epigenetica potrebbe svolgere un ruolo cruciale nel modulare l'efficacia delle terapie comportamentali e psicoterapeutiche. Cambiamenti nell'espressione genica mediati da esperienze terapeutiche positive potrebbero essere associati a modifiche epigenetiche benefiche, suggerendo un meccanismo attraverso il quale la psicoterapia può avere effetti duraturi sulla salute mentale. Questa interazione tra modifiche comportamentali e epigenetiche richiede ulteriori studi per ottimizzare le strategie terapeutiche integrate.

Ereditarietà Epigenetica e Predisposizione ai Disturbi Mentali

La possibilità che le modifiche epigenetiche possano essere trasmesse attraverso le generazioni introduce la considerazione di come le esperienze traumatiche e gli stress ambientali possano influenzare non solo gli individui che li vivono direttamente ma anche la loro prole. Comprendere i meccanismi di questa trasmissione epigenetica transgenerazionale potrebbe offrire nuove strategie per interrompere cicli di vulnerabilità ai disturbi mentali, offrendo interventi precoci per le famiglie a rischio.

Sfide nell'Integrazione di Dati Clinici e Epigenetici

L'integrazione di dati clinici dettagliati con profili epigenetici rimane una sfida significativa, data la variabilità individuale e la complessità dei disturbi psichiatrici. Sviluppare database comprensivi e piattaforme di analisi che possano efficacemente correlare modifiche epigenetiche specifiche con tratti clinici richiederà innovazioni in bioinformatica e una collaborazione interdisciplinare tra clinici, ricercatori e informatici.

Conclusione

L'esplorazione del legame tra epigenetica e disturbi psichiatrici sta aprendo nuove frontiere nella comprensione e nel trattamento di condizioni complesse come la depressione e l'ansia. Mentre continuiamo a svelare come le modifiche epigenetiche influenzino la salute mentale, emergono possibilità entusiasmanti per interventi mirati che vanno oltre i trattamenti convenzionali, promettendo approcci più personalizzati e olistici alla cura dei disturbi mentali. Affrontando le sfide metodologiche e etiche, la ricerca futura in questo campo promette non solo di migliorare la vita delle persone affette da disturbi psichiatrici ma anche di arricchire la nostra comprensione della complessa interazione tra geni, ambiente e comportamento umano.

L'approfondimento della relazione tra epigenetica e disturbi psichiatrici continua a rivelare come i cambiamenti ambientali, lo stress e le esperienze di vita modellino l'espressione genica e influenzino il benessere mentale. Man mano che esploriamo questa complessa interazione, siamo incoraggiati a considerare le implicazioni a lungo termine di questi meccanismi e le loro potenzialità per rivoluzionare l'approccio alla salute mentale.

Impatto delle Esperienze Precoci sulla Salute Mentale

Studi recenti sottolineano l'importanza critica delle esperienze nelle prime fasi della vita nell'improntare l'epigenoma in modi che possono influenzare la predisposizione a disturbi psichiatrici più tardi nella vita. Questo riconoscimento stimola un interesse crescente nello sviluppo di strategie di intervento precoce che non solo mirino a mitigare gli impatti negativi di tali esperienze ma anche a promuovere ambienti di supporto che possano indurre cambiamenti epigenetici protettivi.

L'Epigenetica come Ponte tra Mente e Corpo

La ricerca sull'epigenetica dei disturbi psichiatrici sta inoltre erodendo la storica dicotomia mente-corpo, dimostrando come fattori psicologici e fisici siano intrinsecamente connessi a livello molecolare. Questa comprensione sfida la percezione tradizionale dei disturbi mentali come isolati dal resto del corpo, suggerendo che strategie terapeutiche integrate che affrontino sia la mente che il corpo possono essere particolarmente efficaci.

Sviluppo di Farmaci Epigenetici

L'identificazione di specifici bersagli epigenetici associati ai disturbi psichiatrici apre la strada allo sviluppo di nuovi farmaci che possono modulare selettivamente questi siti per correggere disfunzioni nell'espressione genica. Tali farmaci epigenetici hanno il potenziale per offrire trattamenti più mirati con minori effetti collaterali, superando alcune delle limitazioni delle terapie psichiatriche attuali.

Personalizzazione del Trattamento Basata sull'Epigenetica

Il futuro del trattamento dei disturbi psichiatrici potrebbe vedere un'accentuata personalizzazione basata su profili epigenetici individuali. La caratterizzazione dettagliata del paesaggio epigenetico di un individuo potrebbe consentire ai medici di personalizzare i piani di trattamento in base alle specifiche modifiche epigenetiche presenti, massimizzando l'efficacia del trattamento e minimizzando i rischi di effetti collaterali.

Sfide nell'Applicazione Clinica

Nonostante l'entusiasmante progresso, la traduzione di queste scoperte in applicazioni cliniche affronta ostacoli significativi. La variabilità interindividuale nell'epigenoma, insieme alla complessità dei disturbi psichiatrici che spesso coinvolgono molteplici vie biologiche, rende difficile identificare trattamenti universali. Inoltre, la dinamica reversibile di molte modifiche epigenetiche pone interrogativi sulla durata e sulla stabilità degli effetti dei trattamenti epigenetici.

Etica e Accessibilità

La prospettiva di trattamenti epigenetici solleva anche questioni etiche e di accessibilità. È fondamentale garantire che i benefici delle terapie epigenetiche siano disponibili equamente e che le considerazioni etiche siano al centro dello sviluppo di queste nuove terapie. La privacy dei dati genetici ed epigenetici, il consenso informato e le implicazioni a lungo termine dei trattamenti epigenetici richiedono un'attenta valutazione e un dialogo continuo tra ricercatori, clinici, pazienti e responsabili politici.

In conclusione, l'intersezione tra epigenetica e psichiatria continua a offrire prospettive profonde e potenzialmente trasformative per comprendere e trattare i disturbi psichiatrici. Mentre navigiamo in queste acque complesse, il dialogo tra la ricerca, la pratica clinica e le considerazioni etiche sarà essenziale per sfruttare appieno le promesse dell'epigenetica nel migliorare la salute mentale e il benessere.

Proseguendo nell'esplorazione della connessione tra epigenetica e psichiatria, emergono prospettive ancora più dettagliate che evidenziano la complessità e la potenzialità di questo campo di studio. Mentre ci addentriamo in questi aspetti, diventa chiaro che l'epigenetica non solo offre nuove comprensioni dei disturbi psichiatrici ma apre anche la strada a modalità innovative di prevenzione e cura, ponendo nuove sfide e domande.

Ruolo dei Fattori Ambientali Nello Sviluppo dei Disturbi Psichiatrici

L'ambiente in cui viviamo, lavoriamo e cresciamo gioca un ruolo significativo nel modellare il nostro epigenoma, influenzando così la nostra salute mentale. La ricerca ha dimostrato che fattori come l'esposizione a stress cronico, abusi, negligenza durante l'infanzia, e persino la dieta e l'esercizio fisico, possono indurre cambiamenti epigenetici che aumentano la vulnerabilità o, al contrario, conferiscono una certa protezione dai disturbi psichiatrici. Questa comprensione evidenzia l'importanza di politiche di salute pubblica e interventi comunitari che mirano a ridurre gli stress ambientali e promuovere fattori di resilienza, potenzialmente attenuando l'impatto di tali fattori di rischio sui futuri stati di salute mentale.

La Promessa della Farmacoepigenomica

La farmacoepigenomica combina i principi dell'epigenetica con quelli della farmacogenomica, mirando a comprendere come le variazioni epigenetiche influenzino la risposta ai farmaci. Questo campo emergente promette di ottimizzare l'uso di farmaci psichiatrici, adattandoli alle specificità epigenetiche del singolo individuo, e di sviluppare nuovi farmaci che targetizzano specifici siti epigenetici alterati nei disturbi psichiatrici. Tale approccio potrebbe migliorare significativamente l'efficacia dei trattamenti farmacologici, riducendo nel contempo gli effetti collaterali e migliorando la qualità della vita dei pazienti.

Epigenetica e le Terapie Psicosociali

Interessanti ricerche indicano che le terapie psicosociali, come la terapia cognitivo-comportamentale (CBT), possono indurre modifiche epigenetiche benefiche in individui con disturbi psichiatrici. Questo suggerisce che l'intervento terapeutico non deve necessariamente essere farmacologico per influenzare l'epigenoma in modo significativo. La comprensione di come le terapie psicosociali interagiscano con l'epigenoma potrebbe non solo migliorare l'efficacia di tali trattamenti ma anche offrire una base biologica per i loro effetti duraturi sulla salute mentale.

Sfide nella Trasposizione dei Risultati della Ricerca in Clinica

Nonostante l'enorme potenziale, la trasposizione dei risultati della ricerca epigenetica sui disturbi psichiatrici nella pratica clinica quotidiana rimane una sfida significativa. Le differenze individuali nell'epigenoma, insieme alla complessità dei percorsi biologici coinvolti nei disturbi psichiatrici, rendono difficile la creazione di trattamenti "universali".

Inoltre, la maggior parte delle ricerche è ancora nelle fasi iniziali, e i trattamenti basati su questi principi devono essere valutati attentamente attraverso studi clinici rigorosi per assicurare la loro sicurezza ed efficacia.

Considerazioni Future per la Ricerca e la Pratica Clinica

Mentre procediamo, è fondamentale che la ricerca epigenetica nei disturbi psichiatrici continui a esplorare la complessità delle interazioni gene-ambiente, sviluppando al contempo strumenti più sofisticati per l'analisi epigenetica e l'intervento. La collaborazione interdisciplinare tra genetisti, psichiatri, psicologi, neuroscienziati e bioinformatici sarà cruciale per tradurre queste scoperte in benefici tangibili per i pazienti. Parallelamente, è imperativo affrontare le questioni etiche emergenti, garantendo che i progressi nel campo siano guidati da considerazioni di equità, consenso informato e rispetto per la dignità e l'autonomia dei pazienti.

In conclusione, l'integrazione dell'epigenetica nella comprensione e nel trattamento dei disturbi psichiatrici rappresenta una delle frontiere più promettenti della medicina moderna. Con il progredire della ricerca, siamo invitati a immaginare un futuro in cui i trattamenti psichiatrici sono non solo più efficaci e personalizzati ma anche capaci di affrontare le radici biologiche dei disturbi mentali in modi precedentemente inimmaginabili, promuovendo una salute mentale ottimale attraverso l'interazione armonica di biologia, ambiente e terapia.

Mentre continuiamo a esplorare la connessione tra epigenetica e disturbi psichiatrici, ci troviamo di fronte a un vasto e complesso panorama di ricerca che ci spinge a considerare nuove dimensioni e potenzialità nel trattamento e nella comprensione di queste condizioni.

La Dimensione Temporale dell'Epigenetica in Psichiatria

L'epigenetica introduce una dimensione temporale fondamentale nello studio dei disturbi psichiatrici, ponendo l'accento su come le esperienze vissute in momenti specifici della vita, particolarmente durante le fasi critiche dello sviluppo, possano influenzare la predisposizione a disturbi mentali anni o decenni più tardi. Questa prospettiva temporale sottolinea l'importanza di interventi preventivi precoci e di strategie di supporto lungo tutto l'arco della vita per minimizzare l'impatto negativo di tali esperienze sul benessere psichiatrico.

Tecnologie Avanzate per l'Analisi Epigenetica

L'avanzamento delle tecnologie per l'analisi epigenetica, come la sequenziazione di nuova generazione e l'imaging molecolare ad alta risoluzione, sta aprendo possibilità precedentemente inesplorate per esaminare i cambiamenti epigenetici associati ai disturbi psichiatrici. Questi strumenti avanzati non solo migliorano la nostra capacità di identificare modifiche epigenetiche specifiche ma offrono anche la possibilità di osservare in tempo reale come tali modifiche influenzino la funzione cerebrale, aprendo nuove vie per la comprensione e il trattamento di questi disturbi.

Implicazioni della Plasticità Epigenetica

La plasticità epigenetica, o la capacità dell'epigenoma di cambiare in risposta a fattori interni ed esterni, offre una prospettiva ottimistica per il trattamento dei disturbi psichiatrici. La reversibilità di alcune modifiche epigenetiche suggerisce che potrebbe essere possibile "resettare" certi percorsi epigenetici alterati, offrendo un potenziale per interventi terapeutici che ripristinino funzioni cerebrali sane e riducano i sintomi psichiatrici.

Personalizzazione e Precisione nell'Intervento Psichiatrico

Man mano che approfondiamo la comprensione dei meccanismi epigenetici sottostanti ai disturbi psichiatrici, emergono opportunità per trattamenti altamente personalizzati e precisi. La capacità di mappare il profilo epigenetico di un individuo e di correlarlo con specifici percorsi di malattia promette di guidare lo sviluppo di strategie terapeutiche su misura, che tengano conto delle specificità biologiche dell'individuo e offrano la massima efficacia con il minimo rischio di effetti collaterali.

Sfide nell'Integrazione delle Conoscenze Epigenetiche

Nonostante l'entusiasmo per le potenzialità dell'epigenetica nella psichiatria, esistono notevoli sfide nell'integrare queste conoscenze nella pratica clinica. La complessità dei sistemi biologici e psicologici coinvolti, unita alla necessità di sviluppare trattamenti basati su prove concrete, richiede un approccio multidisciplinare che combini competenze in genetica, neuroscienze, psicologia, farmacologia e oltre. La collaborazione tra questi diversi campi sarà essenziale per trasformare le scoperte epigenetiche in benefici tangibili per i pazienti con disturbi psichiatrici.

Conclusioni e Prospettive Future

L'esplorazione continua dell'interazione tra epigenetica e disturbi psichiatrici ci conduce verso un futuro in cui la comprensione e il trattamento di queste condizioni sono profondamente influenzati dalla nostra capacità di interpretare e modulare l'epigenoma. Man mano che superiamo le sfide metodologiche e cliniche, ci avviciniamo a un'era di trattamenti psichiatrici che non solo affrontano i sintomi ma mirano alla radice biologica dei disturbi, promettendo una rivoluzione nella cura e nella prevenzione delle malattie mentali. Il cammino da percorrere è ancora lungo e richiede dedizione, innovazione e un impegno etico, ma le prospettive future offrono una visione di speranza e di nuove possibilità per migliorare la salute mentale a livello globale.

La convergenza tra epigenetica e psichiatria sta delineando un nuovo paradigma nella comprensione e nel trattamento dei disturbi psichiatrici. Questa sinergia promette di sfidare e riformulare le nostre concezioni attuali di malattie mentali, spostando il focus da un approccio basato prevalentemente sui sintomi e sull'intervento farmacologico, verso strategie più olistiche che mirano alla radice biologica e alle influenze ambientali di tali condizioni. L'epigenetica, con il suo studio delle modifiche ereditabili dell'espressione genica indotte dall'ambiente, offre strumenti unici per decifrare i complessi meccanismi sottostanti ai disturbi psichiatrici e per sviluppare terapie innovative che sono al contempo efficaci, personalizzate e con minori effetti collaterali.

Riassunto dei Progressi e delle Prospettive

Gli studi hanno dimostrato come fattori ambientali, tra cui stress, traumi, e persino l'alimentazione, possano indurre cambiamenti epigenetici che influenzano il rischio e il decorso dei disturbi psichiatrici come la depressione, l'ansia e il disturbo post-traumatico da stress (PTSD). Queste modifiche epigenetiche offrono non solo biomarcatori potenziali per la diagnosi precoce e la prognosi ma anche bersagli terapeutici inediti per interventi personalizzati.

Sfide e Implicazioni

Nonostante il potenziale trasformativo dell'epigenetica in psichiatria, permangono sfide significative. La complessità intrinseca dell'epigenoma, unitamente alla vasta gamma di fattori ambientali e genetici che influenzano i disturbi psichiatrici, rende l'interpretazione dei dati epigenetici e la loro applicazione clinica estremamente complesse. Inoltre, la dinamicità dell'epigenoma, con la sua capacità di cambiare nel tempo in risposta all'ambiente, pone interrogativi sulla stabilità e sulla durata degli effetti terapeutici degli interventi epigenetici.

Il Futuro dell'Epigenetica in Psichiatria

Il futuro dell'epigenetica in psichiatria si prospetta ricco di promesse ma richiederà un impegno sostenuto nella ricerca traslazionale per superare le barriere attuali alla sua applicazione clinica. La personalizzazione del trattamento basata sull'analisi epigenetica, combinata con terapie convenzionali, potrebbe rivoluzionare l'approccio ai disturbi mentali, migliorando significativamente l'efficacia del trattamento e la qualità della vita dei pazienti. Inoltre, l'adozione di interventi preventivi basati sull'epigenetica potrebbe mitigare l'impatto di fattori di rischio ambientali sui disturbi psichiatrici, promuovendo la resilienza e il benessere mentale a lungo termine.

Conclusione Dettagliata

In conclusione, l'integrazione dell'epigenetica nella psichiatria segna l'alba di un'era innovativa nella salute mentale, promettendo approcci più mirati e personalizzati al trattamento dei disturbi psichiatrici. Mentre ci avventuriamo ulteriormente in questo campo, la collaborazione interdisciplinare tra ricercatori, clinici, e pazienti sarà fondamentale per tradurre le scoperte scientifiche in miglioramenti concreti nella cura dei disturbi mentali. Affrontando le sfide metodologiche, etiche e cliniche, l'epigenetica può potenzialmente offrire nuove speranze per milioni di persone affette da disturbi psichiatrici, spianando la strada a terapie innovative che trattano non solo i sintomi ma anche le cause sottostanti di queste complesse condizioni. L'avanzamento della ricerca e l'adozione di nuove terapie epigenetiche potrebbero, quindi, trasformare radicalmente il campo della psichiatria, offrendo un futuro in cui la salute mentale è gestita con una comprensione e un'efficacia senza precedenti.

14. Epigenetica e Comportamento: Discussione su come l'epigenetica può influenzare il comportamento e la personalità.

L'epigenetica, lo studio delle modificazioni ereditabili dell'espressione genica che non coinvolgono cambiamenti nella sequenza del DNA, sta emergendo come un campo chiave per comprendere la complessità del comportamento umano e della personalità. Questo ambito di ricerca offre una nuova prospettiva su come fattori ambientali, esperienze di vita e persino lo stato psicologico possano incidere sulla nostra biologia a livello molecolare, influenzando il nostro comportamento e la nostra personalità in modi significativi.

Meccanismi Epigenetici e Comportamento

I meccanismi epigenetici, tra cui la metilazione del DNA, le modificazioni degli istoni e l'interferenza dell'RNA, giocano un ruolo fondamentale nella regolazione dell'espressione genica nelle cellule cerebrali. Queste modifiche possono essere indotte da vari fattori, inclusi stress, dieta, relazioni sociali, e possono avere effetti duraturi sullo sviluppo cerebrale, sul funzionamento neurale e, di conseguenza, sul comportamento.

Impatto sullo Sviluppo e sulla Plasticità Neuronale

L'epigenetica è particolarmente rilevante per comprendere la plasticità del cervello, la sua capacità di cambiare e adattarsi in risposta all'ambiente. Le modifiche epigenetiche possono influenzare lo sviluppo neurale fin dalle prime fasi della vita, modulando come le cellule cerebrali si collegano e comunicano tra loro, e possono avere effetti a lungo termine sul comportamento, inclusa la predisposizione a condizioni psicologiche come ansia e depressione.

Epigenetica, Stress e Risposta Emotiva

Studi hanno dimostrato che l'esposizione a stress prolungato può portare a cambiamenti epigenetici che alterano l'espressione di geni coinvolti nella risposta allo stress dell'organismo. Questi cambiamenti possono influenzare la resilienza individuale allo stress, le risposte emotive e persino la suscettibilità a disturbi psichiatrici, sottolineando l'importanza dell'ambiente e delle esperienze personali nella formazione del nostro comportamento e della nostra personalità.

Epigenetica e Apprendimento

Le modifiche epigenetiche sono anche essenziali per i processi di apprendimento e memoria. Attraverso la regolazione dell'espressione genica nelle cellule cerebrali, l'epigenetica modula la forza e la formazione di nuove connessioni neurali in risposta alle esperienze, giocando un ruolo cruciale nell'acquisizione di nuove conoscenze e competenze, nonché nella modulazione del comportamento basato sull'apprendimento.

Prospettive Terapeutiche

La comprensione di come l'epigenetica influenzi il comportamento apre nuove strade per interventi terapeutici mirati a modulare specifici cambiamenti epigenetici associati a comportamenti disfunzionali o disturbi della personalità. Questo potrebbe portare allo sviluppo di trattamenti più personalizzati e efficaci per una gamma di condizioni psichiatriche e comportamentali.

Sfide e Considerazioni Etiche

La ricerca sull'epigenetica e il comportamento solleva anche questioni etiche significative, inclusa la privacy dei dati genetici ed epigenetici, il consenso informato e le potenziali implicazioni di modificare l'epigenoma per alterare il comportamento. È fondamentale che il progresso in questo campo sia accompagnato da un'attenta considerazione delle implicazioni etiche e sociali, assicurando che i benefici della ricerca epigenetica siano accessibili e utilizzati in modo responsabile.

In conclusione, l'epigenetica sta fornendo intuizioni preziose su come l'ambiente e le esperienze di vita modellino il comportamento e la personalità attraverso cambiamenti molecolari. Questa area di ricerca non solo amplia la nostra comprensione della natura umana ma offre anche promettenti prospettive per il trattamento e la prevenzione di disturbi comportamentali e psichiatrici, sottolineando l'importanza di un approccio integrato che consideri l'interazione dinamica tra geni, ambiente e comportamento.

Approfondendo ulteriormente l'interazione tra epigenetica, comportamento e personalità, emergono nuovi orizzonti di ricerca che potrebbero trasformare radicalmente il nostro approccio alla salute mentale, all'educazione e al benessere sociale. Questa esplorazione continua svela il potenziale di interventi precoci basati sull'epigenetica, la possibilità di terapie personalizzate e le sfide poste dall'interpretazione dei dati epigenetici in contesti complessi.

Epigenetica e Sviluppo Precoce

L'influenza dell'epigenetica sullo sviluppo precoce del cervello e sulla formazione del comportamento e della personalità è un'area di ricerca fondamentale. Le esperienze nella prima infanzia, compresa l'esposizione a ambienti arricchiti o stressanti, possono avere effetti duraturi mediati da modifiche epigenetiche. Queste scoperte enfatizzano l'importanza di un ambiente di crescita stimolante e supportivo per promuovere lo sviluppo ottimale del bambino e prevenire l'insorgenza precoce di disturbi comportamentali e emotivi.

Potenziale di Reversibilità

Uno degli aspetti più promettenti dell'epigenetica è la potenziale reversibilità di alcune modifiche epigenetiche. A differenza delle variazioni genetiche fisse, le modifiche epigenetiche possono essere alterate o invertite da cambiamenti nell'ambiente o attraverso interventi specifici. Questo apre la possibilità di strategie di "riprogrammazione" epigenetica per correggere o mitigare i comportamenti disadattivi o patologici sviluppati in risposta a esperienze negative.

Personalizzazione della Medicina Comportamentale

L'applicazione dell'epigenetica nella medicina comportamentale promette di personalizzare gli interventi terapeutici in base al profilo epigenetico individuale. Questo approccio potrebbe migliorare significativamente l'efficacia delle terapie comportamentali e farmacologiche, consentendo trattamenti su misura che tengano conto della complessa interazione tra genetica, esperienze di vita e stato attuale di salute mentale e comportamentale del paziente.

Epigenetica e Dinamiche Sociali

Le dinamiche sociali e le interazioni possono anch'esse essere influenzate dall'epigenetica, suggerendo che il comportamento collettivo e le norme sociali potrebbero avere una base biologica parzialmente modificabile. Comprendere come le esperienze sociali modellino l'epigenoma apre nuove prospettive sulle cause di comportamenti sociali complessi, inclusa la cooperazione, il conflitto e la formazione di gruppi sociali.

Sfide nella Traduzione della Ricerca Epigenetica

Tradurre la ricerca epigenetica in applicazioni pratiche presenta numerose sfide, inclusa la necessità di modelli sperimentali che riflettano accuratamente la complessità del comportamento umano e l'interpretazione etica degli interventi che mirano a modificare l'epigenoma. La ricerca futura dovrà navigare attentamente tra il potenziale di questa scienza trasformativa e le implicazioni etiche di modificare aspetti fondamentali del comportamento e della personalità umani.

Etica e Governance

Man mano che esploriamo il potenziale dell'epigenetica nel modellare il comportamento e la personalità, diventa imperativo affrontare le questioni etiche e di governance relative alla privacy dei dati, al consenso informato e all'equità nell'accesso alle terapie epigenetiche. La responsabilità di utilizzare queste conoscenze in modo che beneficino la società nel suo complesso, rispettando l'autonomia e i diritti degli individui, richiede un dialogo continuo tra scienziati, decisori politici, etici e il pubblico.

In conclusione, l'epigenetica sta aprendo nuovi cammini per comprendere e influenzare il comportamento e la personalità umani in modi precedentemente inimmaginabili. Mentre procediamo in quest'era di scoperte epigenetiche, l'equilibrio tra le promesse della scienza e le responsabilità etiche sarà fondamentale per realizzare il pieno potenziale di queste conoscenze a beneficio dell'individuo e della società nel suo complesso.

Mentre approfondiamo ulteriormente l'intersezione tra epigenetica, comportamento e personalità, emergono nuove aree di studio e potenziali applicazioni che potrebbero trasformare il nostro approccio alla salute mentale e al benessere umano. Questo viaggio attraverso l'epigenetica ci svela la profonda complessità e plasticità della natura umana, offrendo speranza per interventi più efficaci e mirati.

La Frontiera dell'Epigenetica Ambientale

L'epigenetica ambientale si concentra sull'indagine di come specifici fattori ambientali modulino l'epigenoma e influenzino il comportamento e la personalità. L'esposizione a inquinanti, le diete, l'attività fisica e persino i ritmi circadiani possono indurre cambiamenti epigenetici che hanno ripercussioni sul comportamento. Questo ramo della ricerca epigenetica sottolinea l'importanza di un ambiente sano e di stili di vita equilibrati per il mantenimento del benessere psicologico e comportamentale, portando a politiche di salute pubblica più informate.

Invecchiamento, Epigenetica e Cognizione

L'invecchiamento è accompagnato da cambiamenti epigenetici che possono influenzare la funzione cognitiva, la personalità e il comportamento. La ricerca sull'epigenetica dell'invecchiamento cerca di identificare modifiche specifiche che contribuiscono al declino cognitivo o, al contrario, alla preservazione della funzione cognitiva. Questi studi offrono potenziali bersagli per interventi che mirano a promuovere un invecchiamento sano e a prevenire o ritardare l'insorgenza di malattie neurodegenerative legate all'età.

Epigenetica e Trattamento Personalizzato dei Disturbi del Comportamento

La comprensione dei meccanismi epigenetici che sottendono specifici disturbi del comportamento apre la strada a trattamenti personalizzati. Identificare profili epigenetici associati a disturbi come ADHD, disturbi dello spettro autistico, o comportamenti aggressivi potrebbe permettere lo sviluppo di strategie terapeutiche mirate che affrontino le cause molecolari sottostanti di tali disturbi, migliorando significativamente i risultati per i pazienti.

Implicazioni per l'Educazione e lo Sviluppo

La ricerca epigenetica ha implicazioni profonde per l'educazione e lo sviluppo, suggerendo che esperienze educative positive e arricchenti possono indurre cambiamenti epigenetici benefici che promuovono l'apprendimento e il benessere emotivo. Questo sottolinea l'importanza di ambienti educativi supportivi che non solo trasmettano conoscenze ma contribuiscano anche allo sviluppo epigenetico ottimale.

Sfide nella Predizione del Comportamento Basata sull'Epigenetica

Mentre l'epigenetica offre nuove prospettive sulla modulazione del comportamento e della personalità, la predizione del comportamento basata su profili epigenetici presenta sfide significative. La natura dinamica dell'epigenoma, influenzata da un'ampia varietà di fattori interni ed esterni, rende difficile stabilire correlazioni dirette e universali tra specifiche modifiche epigenetiche e manifestazioni comportamentali. La ricerca futura dovrà quindi affinare la nostra capacità di interpretare i dati epigenetici nel contesto della complessità comportamentale umana.

Prospettive Future

Mentre continuiamo a navigare nel territorio inesplorato dell'epigenetica e del suo impatto su comportamento e personalità, diventa evidente che questa disciplina ha il potenziale per rivoluzionare la nostra comprensione della salute mentale e del benessere umano. Tuttavia, la realizzazione di questo potenziale richiederà un approccio olistico e multidisciplinare che integri la ricerca epigenetica con le neuroscienze, la psicologia, la medicina e l'etica. Man mano che esploriamo queste nuove frontiere, siamo chiamati a considerare non solo le possibilità scientifiche ma anche le responsabilità etiche e sociali che accompagnano queste scoperte, garantendo che i progressi nell'epigenetica siano utilizzati per promuovere il benessere e l'equità a livello globale.

Mentre proseguiamo nell'esplorazione dell'incrocio tra epigenetica, comportamento e personalità, ci imbattiamo in un terreno sempre più ricco di potenzialità e interrogativi. La continua espansione di questa ricerca apre la strada a una comprensione più profonda di come la nostra biologia interagisca con l'ambiente per plasmare chi siamo come individui. Questo percorso di scoperta ci porta a riflettere su nuove domande e possibilità che spingono i confini della scienza e della medicina.

Neuroplasticità ed Epigenetica

La relazione tra epigenetica e neuroplasticità sottolinea come le esperienze di vita, compresi l'apprendimento e la memoria, non solo modifichino il nostro cervello a livello strutturale ma influenzino anche l'espressione genica attraverso meccanismi epigenetici. Questa interazione evidenzia il potenziale dell'ambiente e delle esperienze di vita nel modulare processi cognitivi e comportamentali, offrendo nuove prospettive sul recupero da lesioni cerebrali e sul trattamento di disturbi cognitivi.

Epigenetica Transgenerazionale e Comportamento

La ricerca sull'ereditarietà epigenetica transgenerazionale introduce la prospettiva affascinante che alcuni tratti comportamentali e aspetti della personalità potrebbero essere influenzati da eventi vissuti dalle generazioni precedenti. Questo solleva domande riguardanti l'origine dei nostri comportamenti e la profondità delle radici biologiche della nostra personalità, stimolando una riflessione sulle dinamiche intergenerazionali e sul loro impatto sulla salute mentale.

Sfide nella Modellazione e Intervento

Affrontare la complessità dell'epigenetica comportamentale richiede modelli avanzati che possano accuratamente riflettere l'interazione tra genetica, epigenetica e fattori ambientali. La creazione di tali modelli presenta sfide significative ma è essenziale per lo sviluppo di interventi precisi che possano modificare specifiche vie epigenetiche per migliorare il comportamento e la salute mentale. Questo implica una collaborazione multidisciplinare che unisca competenze in biologia, psicologia, informatica e etica.

Verso un Approccio Olistico alla Salute Mentale

La crescente comprensione dell'epigenetica comportamentale sottolinea la necessità di un approccio olistico alla salute mentale che integri fattori biologici, ambientali e psicosociali. Questo approccio promuove non solo la personalizzazione del trattamento ma anche la prevenzione, attraverso la creazione di ambienti di vita e di lavoro che supportino il benessere epigenetico e psicologico.

Considerazioni Etiche nell'Utilizzo delle Conoscenze Epigenetiche

L'applicazione delle scoperte epigenetiche nel campo del comportamento e della personalità solleva importanti questioni etiche. Queste includono il rispetto della privacy e dell'autonomia degli individui, le implicazioni di interventi epigenetici, e l'equità nell'accesso ai trattamenti. È fondamentale che questi progressi siano accompagnati da un'attenta riflessione etica e da un dialogo inclusivo che coinvolga scienziati, clinici, pazienti e il pubblico per navigare queste acque complesse in modo responsabile.

Prospettive Future

Man mano che avanziamo in questo viaggio di esplorazione dell'epigenetica comportamentale, ci avviciniamo a un futuro in cui la nostra comprensione del comportamento umano e della personalità è profondamente arricchita dalle nostre conoscenze sulla complessa interazione tra i nostri geni, il nostro ambiente e le nostre esperienze di vita. La promessa di terapie personalizzate e mirate, insieme alla possibilità di interventi preventivi basati sull'ambiente, offre una visione ottimistica per il trattamento e la comprensione dei disturbi comportamentali e della salute mentale in generale. Tuttavia, è fondamentale che procediamo con cura, assicurando che i benefici di queste scoperte siano accessibili a tutti e che le questioni etiche siano affrontate con diligenza e compassione.

La ricerca sull'interazione tra epigenetica, comportamento e personalità sta aprendo nuovi orizzonti nel campo delle neuroscienze e della psicologia, offrendo una comprensione più profonda di come l'ambiente e le esperienze di vita modulino la nostra biologia a livello molecolare e influenzino il comportamento umano. Questa area di studio non solo getta luce sui meccanismi biologici sottostanti ai tratti comportamentali e alla personalità ma apre anche la strada a nuovi approcci per il trattamento e la prevenzione di disturbi comportamentali e mentali.

Sintesi dei Contributi dell'Epigenetica al Comportamento e alla Personalità

L'epigenetica ha rivelato che le esperienze di vita, dallo stress precoce all'alimentazione e all'esercizio fisico, possono indurre modifiche epigenetiche che influenzano l'espressione genica nel cervello e altrove nel corpo. Queste modifiche possono avere effetti duraturi sul comportamento, la salute mentale e persino sullo sviluppo di tratti della personalità. Le ricerche in questo campo stanno iniziando a disvelare la complessità delle basi biologiche del comportamento umano, sfidando la distinzione tradizionale tra natura ed esperienza e sottolineando l'intreccio dinamico tra genetica, epigenetica e ambiente.

Implicazioni Terapeutiche e Preventive

Le scoperte epigenetiche offrono promesse per lo sviluppo di trattamenti psichiatrici e comportamentali più mirati e personalizzati. La possibilità di reversibilità delle modifiche epigenetiche suggerisce che potremmo essere in grado di "riprogrammare" l'epigenoma per correggere disfunzioni comportamentali e psichiatriche. Inoltre, la comprensione delle basi epigenetiche dei disturbi comportamentali potrebbe guidare lo sviluppo di strategie preventive, mirate a ridurre l'esposizione a fattori di rischio ambientali e a promuovere esperienze di vita che supportino un epigenoma sano.

Sfide e Considerazioni Future

Nonostante il notevole potenziale, la ricerca sull'epigenetica comportamentale affronta numerose sfide. La complessità dell'epigenoma, l'influenza di un vasto numero di fattori ambientali e la variabilità individuale rendono difficile la traduzione diretta delle scoperte di ricerca in applicazioni cliniche. Inoltre, le questioni etiche sollevate dall'intervento sull'epigenoma, comprese le preoccupazioni per la privacy, il consenso informato e l'equità nell'accesso alle terapie, richiedono un'attenta considerazione.

Conclusione Dettagliata

In conclusione, l'epigenetica sta rivelando un nuovo strato di complessità nel modo in cui comprendiamo il comportamento umano e la personalità. Mentre continuiamo a esplorare questo campo in evoluzione, siamo chiamati a considerare non solo le promesse ma anche le sfide che presenta. Le potenzialità terapeutiche e preventive dell'epigenetica nel modulare il comportamento aprono nuove vie per il trattamento personalizzato e l'intervento precoce nei disturbi comportamentali e mentali. Tuttavia, la realizzazione di questi potenziali richiede un impegno continuo nella ricerca, una collaborazione interdisciplinare e un dialogo etico approfondito. Man mano che avanziamo, è fondamentale che le implicazioni di queste scoperte siano considerate con diligenza, garantendo che i benefici dell'epigenetica nel campo del comportamento e della personalità siano realizzati in modo responsabile e accessibile, promuovendo il benessere e il rispetto per tutti gli individui coinvolti.

15. Interventi Epigenetici: Panoramica delle strategie terapeutiche mirate a modificare l'espressione genica per trattare malattie.

Gli interventi epigenetici rappresentano una frontiera promettente nel campo della medicina, offrendo la possibilità di trattare una varietà di malattie modificando l'espressione genica senza alterare la sequenza del DNA. Questi approcci sfruttano la comprensione dei meccanismi epigenetici – come la metilazione del DNA, le modificazioni degli istoni e l'interferenza dell'RNA – per influenzare il comportamento dei geni. Questa sezione offre una panoramica delle strategie terapeutiche epigenetiche e del loro potenziale per rivoluzionare il trattamento di diverse patologie.

Metilazione del DNA e Inibitori delle Metiltransferasi

La metilazione del DNA è un processo epigenetico chiave che può silenziare l'espressione genica. Gli inibitori delle DNA metiltransferasi (DNMT) sono stati tra i primi agenti epigenetici ad essere utilizzati in clinica, soprattutto nel trattamento di alcuni tipi di cancro, come le leucemie mieloidi. Questi farmaci possono demetilare il DNA, riattivando geni che sopprimono i tumori o che sono coinvolti nella differenziazione cellulare, potenzialmente rallentando o invertendo la progressione della malattia.

Modificazioni degli Istoni e Inibitori delle Deacetilasi

Gli istoni possono subire varie modificazioni, tra cui l'acetilazione, che influenzano la struttura della cromatina e l'accesso al DNA. Gli inibitori delle deacetilasi degli istoni (HDACi) aumentano l'acetilazione degli istoni, portando a una cromatina più rilassata e a un aumento dell'espressione genica. Gli HDACi hanno mostrato promesse nel trattamento di alcuni tipi di cancro, malattie neurodegenerative e disturbi psichiatrici, agendo per riattivare geni silenziati in modo inappropriato.

Modulatori di RNA e Interventi basati su RNA

Gli interventi basati su RNA, inclusi piccoli RNA interferenti (siRNA) e microRNA (miRNA), offrono un altro approccio per influenzare l'espressione genica. Questi frammenti di RNA possono essere progettati per mirare specifici mRNA per la degradazione o per impedire la traduzione, modulando così la produzione di proteine specifiche coinvolte in percorsi di malattia. Questa strategia è stata esplorata per una vasta gamma di applicazioni, dall'oncologia alle malattie genetiche e oltre.

Nutraceutici e Cambiamenti dello Stile di Vita

Interessantemente, anche cambiamenti nello stile di vita e nell'alimentazione possono avere effetti epigenetici. Sostanze nutraceutiche come il resveratrolo, trovato nell'uva, e la genisteina, presente nella soia, sono stati studiati per i loro potenziali effetti benefici sull'epigenoma. L'esercizio fisico e la riduzione dello stress possono anche indurre cambiamenti epigenetici che promuovono la salute e il benessere, suggerendo che interventi non farmacologici possono avere un ruolo importante nel modulare l'espressione genica.

Sfide e Prospettive Future

Nonostante il grande potenziale degli interventi epigenetici, esistono sfide significative nella loro implementazione. La specificità del target rimane una preoccupazione, dato che modificare l'attività di un singolo gene può avere effetti a cascata su numerosi percorsi biologici. Inoltre, molti degli effetti degli agenti epigenetici sono reversibili, richiedendo strategie per mantenere i benefici terapeutici a lungo termine.

In conclusione, gli interventi epigenetici rappresentano un campo di ricerca e sviluppo terapeutico in rapida espansione, con il potenziale per offrire nuove opzioni di trattamento per una vasta gamma di malattie. Man mano che la nostra comprensione dei complessi meccanismi epigenetici si approfondisce e le tecnologie avanzano, è probabile che vedremo un aumento dell'integrazione di queste strategie nella pratica clinica. Tuttavia, sarà essenziale affrontare le sfide tecniche e etiche per realizzare appieno il potenziale di questi approcci innovativi.

Mentre esploriamo ulteriormente il campo degli interventi epigenetici, ci addentriamo in nuove aree di ricerca e applicazione che promettono di espandere significativamente le nostre capacità di trattare malattie complesse attraverso la modulazione dell'espressione genica. Questa continua esplorazione rivela nuove potenzialità e sottolinea le sfide intrinseche associate a questi approcci innovativi.

Epigenetica e Malattie Autoimmuni

Gli interventi epigenetici offrono una nuova speranza nel trattamento delle malattie autoimmuni, dove la disregolazione del sistema immunitario gioca un ruolo cruciale. La modulazione epigenetica potrebbe riportare l'equilibrio nei processi immunitari, attenuando la risposta autoimmunitaria contro i tessuti del corpo. Gli studi stanno iniziando a identificare specifiche modifiche epigenetiche associate a malattie come l'artrite reumatoide e il lupus, aprendo la strada a trattamenti che mirano a queste alterazioni per ridurre l'infiammazione e migliorare la qualità della vita dei pazienti.

Rigenerazione Tissutale e Medicina Rigenerativa

Il campo della medicina rigenerativa, che mira a riparare o sostituire tessuti e organi danneggiati, può trarre enormi benefici dagli interventi epigenetici. Modificando l'espressione genica in cellule staminali o in cellule mature, è possibile promuovere la rigenerazione tissutale o guidare la differenziazione cellulare in tipi cellulari specifici. Questo approccio ha implicazioni rivoluzionarie per il trattamento di una vasta gamma di condizioni, dalla guarigione delle ferite alla terapia per malattie degenerative come la malattia di Parkinson e l'Alzheimer.

Sfide nella Consegna di Terapie Epigenetiche

Uno dei maggiori ostacoli nello sviluppo di terapie epigenetiche efficaci è rappresentato dalla consegna mirata di questi trattamenti alle cellule o tessuti d'interesse. Le strategie di consegna devono assicurare che gli agenti epigenetici raggiungano il loro bersaglio con precisione, minimizzando gli effetti collaterali e massimizzando l'efficacia terapeutica. Le innovazioni nel campo della nanotecnologia e dei sistemi di consegna virali e non virali stanno facendo progressi in questo senso, ma rimane molto da esplorare per ottimizzare questi metodi.

Epigenetica e Prevenzione delle Malattie

Oltre al trattamento di malattie esistenti, gli interventi epigenetici offrono un potenziale significativo nella prevenzione delle malattie. Modificando i pattern epigenetici associati a un rischio elevato di sviluppare specifiche condizioni, è possibile ridurre la probabilità che queste malattie si manifestino. Questo approccio preventivo ha implicazioni particolarmente promettenti in aree come la cardiologia, l'oncologia e la salute mentale, dove i fattori di rischio epigenetici possono essere identificati e potenzialmente modulati prima che la malattia si sviluppi.

Verso un Futuro di Medicina Personalizzata

L'epigenetica sta spianando la strada a una nuova era di medicina personalizzata, dove i trattamenti sono adattati non solo al profilo genetico ma anche al panorama epigenetico unico di ogni individuo. Questa personalizzazione dei trattamenti promette di migliorare significativamente l'efficacia terapeutica e di ridurre gli effetti collaterali, offrendo cure più mirate e rispondenti alle esigenze individuali. Tuttavia, la realizzazione di questa visione richiederà progressi sostanziali nella nostra capacità di interpretare complessi dati epigenetici e di integrare queste informazioni nei protocolli di trattamento.

In conclusione, gli interventi epigenetici rappresentano un campo di ricerca dinamico e in rapida evoluzione con il potenziale per trasformare il trattamento di una vasta gamma di malattie. Mentre ci avviciniamo a sfruttare pienamente questo potenziale, dobbiamo anche navigare nelle sfide tecniche, etiche e di consegna associate a questi trattamenti innovativi. La promessa della medicina epigenetica è grande, ma il suo successo dipenderà dalla nostra capacità di avanzare con cautela, guidati da un impegno per la precisione, la sicurezza e il benessere del paziente.

Man mano che ci immergiamo più a fondo nel campo degli interventi epigenetici, diventa evidente che stiamo solo iniziando a grattare la superficie di un'area con un potenziale immenso per influenzare la medicina. L'abilità di modulare l'espressione genica attraverso meccanismi epigenetici apre nuove porte non solo per il trattamento di malattie esistenti ma anche per la prevenzione e la modulazione precoce dei percorsi di malattia, portando a una vera e propria trasformazione nella cura del paziente.

Interventi Epigenetici e la Barriera Emato-Encefalica

Un'area di interesse specifico è il superamento della barriera emato-encefalica (BEE) per gli interventi epigenetici destinati al cervello. La BEE funge da barriera protettiva per il cervello, ma rappresenta anche una sfida significativa per la consegna di trattamenti. Sviluppare metodi innovativi per trasportare in modo sicuro e efficace gli agenti epigenetici attraverso questa barriera potrebbe rivoluzionare il trattamento di disturbi neurologici e psichiatrici, offrendo nuove speranze per condizioni attualmente difficili da trattare.

La Promessa degli Interventi Epigenetici nelle Malattie Rare

Le malattie rare, molte delle quali hanno basi genetiche, possono trarre grande beneficio dagli interventi epigenetici. Per alcune di queste condizioni, le opzioni terapeutiche sono limitate o inesistenti. Gli interventi epigenetici offrono la possibilità di modulare l'espressione dei geni implicati in queste malattie, offrendo nuovi percorsi per trattamenti che potrebbero arrestare o invertire la progressione della malattia, migliorando significativamente la qualità della vita dei pazienti.

Epigenetica e la Risposta Immunitaria

L'epigenetica gioca un ruolo cruciale anche nella regolazione della risposta immunitaria. Gli interventi epigenetici che mirano a specifiche vie immunitarie hanno il potenziale per trattare una vasta gamma di condizioni, dall'autoimmunità alle reazioni infiammatorie eccessive. Modulando l'espressione genica nelle cellule immunitarie, potremmo essere in grado di sviluppare terapie più precise per malattie infiammatorie, autoimmuni e persino per migliorare la risposta ai tumori.

Sfide nella Specificità e nella Durata degli Effetti

Nonostante il notevole potenziale degli interventi epigenetici, permangono sfide significative relative alla specificità e alla durata degli effetti terapeutici.

Assicurare che questi trattamenti targettino solo i geni o le vie desiderati senza influenzare altre funzioni cellulari è fondamentale per minimizzare gli effetti collaterali. Inoltre, la natura reversibile delle modifiche epigenetiche pone interrogativi sulla durata degli effetti terapeutici e sulla necessità di trattamenti continui o ripetuti per mantenere i benefici.

Etica e Accesso agli Interventi Epigenetici

Mentre esploriamo le possibilità degli interventi epigenetici, dobbiamo anche affrontare questioni etiche relative all'uso di queste tecnologie. Chi dovrebbe avere accesso a questi trattamenti? Come possiamo assicurare che siano usati in modo equo? E qual è l'impatto a lungo termine di modificare l'epigenoma su individui e popolazioni? La navigazione di queste questioni richiederà un dialogo aperto e collaborativo tra scienziati, medici, pazienti e legislatori per garantire che i progressi nell'epigenetica siano utilizzati in modo responsabile e benefico.

In conclusione, gli interventi epigenetici rappresentano un'area di ricerca dinamica con il potenziale per trasformare radicalmente il trattamento di una vasta gamma di malattie. Mentre avanziamo in questa nuova era della medicina, è vitale che continuiamo a esplorare, sfidare e ampliare le nostre conoscenze in questo campo, assicurando che i progressi siano guidati da principi di sicurezza, efficacia e equità. La strada da percorrere è complessa e piena di sfide, ma le promesse offerte dagli interventi epigenetici per migliorare la salute e il benessere umani sono immense e meritano il nostro impegno continuo e la nostra attenzione.

Mentre continuiamo a esplorare il vasto paesaggio degli interventi epigenetici, ci imbattiamo in una serie di considerazioni innovative e complesse che potrebbero ulteriormente espandere il nostro approccio alla medicina personalizzata e alla terapia delle malattie. Questo viaggio attraverso la complessità dell'epigenetica svela nuovi livelli di interazione tra geni e ambiente, offrendo speranza per trattamenti più mirati e meno invasivi.

Impatto Epigenetico del Microbioma

Una delle aree emergenti di interesse riguarda il ruolo del microbioma nell'influenzare l'epigenoma. Studi recenti hanno rivelato che il microbioma intestinale, con la sua vasta gamma di microrganismi, può avere effetti significativi sull'espressione genica dell'ospite attraverso meccanismi epigenetici. Questa interazione apre la strada a interventi probiotici o prebiotici personalizzati che potrebbero indurre modifiche epigenetiche benefiche, offrendo nuove strategie per il trattamento di malattie metaboliche, disturbi neurologici e persino alcuni tipi di cancro.

Tecniche di Editing Epigenomico di Precisione

L'avvento delle tecniche di editing genomico, come CRISPR/Cas9, ha portato alla possibilità di editing epigenomico di precisione. Questi strumenti consentono di modificare specifiche modifiche epigenetiche in loci genici mirati, offrendo la possibilità di attivare o reprimere l'espressione di geni senza cambiare la sequenza del DNA. L'adattamento di queste tecniche per l'editing epigenetico apre scenari entusiasmanti per il trattamento personalizzato di una vasta gamma di malattie, consentendo interventi altamente specifici basati sul profilo epigenetico individuale.

Interventi Epigenetici nel Contesto dello Sviluppo

Un'altra area di grande potenziale riguarda l'applicazione di interventi epigenetici durante le fasi critiche dello sviluppo, come l'infanzia o persino in utero. La comprensione di come l'ambiente moduli l'epigenoma durante queste fasi sensibili potrebbe guidare lo sviluppo di strategie preventive per ridurre il rischio di malattie più tardi nella vita. Tuttavia, questa area solleva anche questioni etiche complesse riguardanti l'intervento precoce e la manipolazione dell'espressione genica durante lo sviluppo.

Sfide nell'Identificazione dei Bersagli Epigenetici

Una sfida fondamentale nello sviluppo di terapie epigenetiche è l'identificazione precisa dei bersagli epigenetici che sono causalmente collegati a malattie specifiche. La rete di interazioni tra modifiche epigenetiche e percorsi di malattia è incredibilmente complessa, e la distinzione tra correlazione e causalità rimane una sfida. Il progresso in bioinformatica e l'analisi dei dati omici sono cruciali per mappare queste reti e identificare bersagli terapeutici promettenti.

Aspetti Etici e Sociali degli Interventi Epigenetici

Mentre gli interventi epigenetici offrono promesse significative per il trattamento di malattie, sollevano anche importanti questioni etiche e sociali. Queste includono preoccupazioni riguardanti l'equità nell'accesso alle terapie avanzate, il consenso informato, specialmente per interventi che potrebbero avere effetti a lungo termine o transgenerazionali, e il potenziale per abusi, come l'uso di terapie epigenetiche per il miglioramento delle prestazioni o modifiche cosmetiche non necessarie. Un dialogo continuo tra scienziati, clinici, pazienti, etici e legislatori è essenziale per navigare queste questioni in modo responsabile.

In conclusione, gli interventi epigenetici rappresentano un campo in rapida evoluzione con il potenziale per rivoluzionare la pratica medica, offrendo terapie più precise, personalizzate e preventive. Mentre ci avventuriamo in questa nuova frontiera, l'integrazione delle conoscenze scientifiche con considerazioni etiche, sociali e di politica sanitaria sarà cruciale per garantire che i benefici di questa tecnologia siano realizzati in modo equo e responsabile, migliorando la salute e il benesso di tutti gli individui.

L'approfondimento dell'esplorazione negli interventi epigenetici continua a rivelare strati aggiuntivi di complessità e potenziale che attraversano diverse aree della medicina e della biologia. Man mano che approfondiamo questa materia, emergono nuove dimensioni di ricerca e applicazione che promettono di trasformare non solo il modo in cui trattiamo le malattie, ma anche come potremmo prevenirle e persino influenzare il corso dello sviluppo umano e della salute a lungo termine.

Prospettive sul Microambiente Cellulare

La ricerca sta iniziando a concentrarsi sul ruolo del microambiente cellulare nell'influenzare le modifiche epigenetiche e, di conseguenza, l'espressione genica. Questo microambiente include fattori come le cellule circostanti, la matrice extracellulare e le molecole segnale locali, che possono tutti contribuire a modulare l'attività genica in modi che influenzano la salute e la malattia. Comprendere come il microambiente interagisca con l'epigenoma potrebbe aprire la strada a strategie terapeutiche innovative che mirano a modificare questo ambiente per promuovere la salute cellulare e combattere la malattia.

Epigenetica e Invecchiamento

Un'area di grande interesse è l'intersezione tra epigenetica e invecchiamento. Gli studi suggeriscono che le modifiche epigenetiche accumulano nel corso della vita di un individuo e potrebbero contribuire ai processi di invecchiamento e alle malattie correlate all'età. Interventi epigenetici mirati a "ringiovanire" l'epigenoma o a prevenire l'accumulo di modifiche epigenetiche dannose potrebbero offrire nuove strategie per promuovere la longevità e ridurre l'incidenza di malattie degenerative legate all'età.

Sviluppo di Biomarcatori Epigenetici

Un altro importante sviluppo nel campo degli interventi epigenetici è l'identificazione di biomarcatori epigenetici per la diagnosi precoce delle malattie e la valutazione della risposta al trattamento. Questi biomarcatori possono fornire informazioni preziose sulla progressione della malattia e sull'efficacia degli interventi, consentendo approcci terapeutici più mirati e personalizzati. Lo sviluppo di tecnologie avanzate per il rilevamento e la quantificazione di specifiche modifiche epigenetiche nel corpo potrebbe migliorare significativamente la capacità di monitorare e gestire varie condizioni di salute.

Epigenetica, Ambiente e Salute Pubblica

L'interazione tra epigenetica e fattori ambientali sottolinea l'importanza di un approccio olistico alla salute pubblica che consideri come l'ambiente in cui viviamo influenzi la nostra salute a livello molecolare. La comprensione di queste interazioni può informare lo sviluppo di politiche pubbliche e interventi comunitari mirati a mitigare l'impatto negativo dell'inquinamento, dello stress e di altri fattori di rischio ambientali sulla salute epigenetica della popolazione.

Sfide nell'Implementazione Clinica

Nonostante il notevole entusiasmo per il potenziale degli interventi epigenetici, la loro implementazione clinica presenta significative sfide. Queste includono la necessità di comprendere appieno gli effetti a lungo termine degli interventi epigenetici, la specificità dei trattamenti per minimizzare gli effetti off-target, e le considerazioni etiche associate alla modifica dell'espressione genica. Inoltre, lo sviluppo di terapie epigenetiche richiede robusti studi clinici per valutare la sicurezza e l'efficacia di questi interventi in diverse popolazioni di pazienti.

In conclusione, mentre continuamo a svelare il potenziale degli interventi epigenetici, è chiaro che ci troviamo all'inizio di un'era promettente nella medicina personalizzata. Questo campo richiede un impegno costante nella ricerca, nell'innovazione tecnologica e nella considerazione etica per realizzare appieno il suo potenziale nel migliorare la salute umana. La collaborazione interdisciplinare tra scienziati, clinici, decisori politici e il pubblico sarà fondamentale per navigare le complessità associate agli interventi epigenetici e per garantire che i loro benefici siano accessibili e realizzati in modo equo e responsabile.

L'approfondimento degli interventi epigenetici nel contesto della medicina moderna rivela un campo di studio e applicazione immensamente ricco, segnato da un potenziale rivoluzionario per affrontare e trattare una vasta gamma di malattie. Questi approcci, che mirano a modulare l'espressione genica senza alterare la sequenza del DNA stesso, offrono possibilità terapeutiche innovative per condizioni che vanno dal cancro alle malattie neurodegenerative, dai disturbi metabolici alle patologie autoimmuni, e oltre.

Sviluppo e Applicazioni Terapeutiche

Gli interventi epigenetici, attraverso l'uso di inibitori di metiltransferasi del DNA, inibitori delle deacetilasi degli istoni, modulatori di RNA, e altre molecole piccole, hanno dimostrato una capacità unica di influenzare il panorama dell'espressione genica nelle cellule. Questi approcci hanno aperto nuove vie per il trattamento di malattie precedentemente considerate intrattabili, offrendo speranza a milioni di pazienti in tutto il mondo. In particolare, l'applicazione nel trattamento di vari tipi di cancro, sfruttando la specificità dei cambiamenti epigenetici nei tumori, ha portato a significativi progressi clinici e ha migliorato le prospettive per molti pazienti.

Sfide e Ostacoli

Nonostante questi progressi, gli interventi epigenetici affrontano una serie di sfide significative. La complessità dell'epigenoma, con la sua dinamica sensibilità a una miriade di fattori interni ed esterni, rende difficile la precisione assoluta negli interventi, sollevando il rischio di effetti non target e di conseguenze a lungo termine impreviste. Inoltre, la variabilità individuale nell'epigenoma tra diversi pazienti richiede un livello di personalizzazione nei trattamenti che è tecnicamente e logisticamente impegnativo da realizzare su larga scala.

Etica e Accessibilità

Le questioni etiche sollevate dagli interventi epigenetici, particolarmente quelle legate alla modificazione dell'espressione genica e alle sue implicazioni transgenerazionali, richiedono una riflessione profonda e un dialogo aperto tra scienziati, clinici, pazienti e società. L'accessibilità di queste terapie avanzate, insieme alla garanzia che siano equamente disponibili a tutte le popolazioni, rappresenta un'altra sfida critica che necessita di attenzione per evitare disparità nella cura della salute.

Prospettive Future

Guardando al futuro, gli interventi epigenetici promettono di trasformare il campo della medicina, offrendo modalità di trattamento più efficaci, personalizzate e potenzialmente curative per una gamma di malattie. La chiave per realizzare questo potenziale risiede nella continua ricerca e innovazione, nella comprensione più profonda dei meccanismi epigenetici che sottendono le malattie, e nello sviluppo di tecnologie più sofisticate per modulare l'epigenoma in modo sicuro ed efficace.

In conclusione, gli interventi epigenetici rappresentano un'area di ricerca dinamica e in rapida espansione con implicazioni profonde per la futura pratica medica.

Mentre avanziamo, è essenziale che questi progressi siano accompagnati da un'attenta considerazione delle sfide tecniche, etiche e di accessibilità, garantendo che i benefici di questi approcci innovativi siano realizzati in modo responsabile e condivisi equamente in tutta la società. La promessa della medicina epigenetica è vasta, e la sua piena realizzazione potrebbe segnare l'inizio di una nuova era nel trattamento delle malattie umane.

16. Epigenetica e Fitness: Esaminare come l'esercizio fisico possa influenzare l'epigenetica.

L'epigenetica e il fitness sono due aree che, a prima vista, possono sembrare distanti ma che in realtà sono intimamente connesse. L'esercizio fisico, oltre ai suoi noti benefici sulla salute fisica e mentale, ha un impatto significativo sull'epigenoma, ovvero sull'insieme delle modifiche chimiche al DNA e alle proteine associate (istoni) che regolano l'espressione genica senza alterare la sequenza del DNA stesso. Questo campo di studio offre prospettive affascinanti su come stili di vita attivi possano influenzare la nostra biologia a livello molecolare, potenzialmente portando a miglioramenti nella salute e nel benessere che vanno oltre quelli immediatamente percepibili.

Modificazioni Epigenetiche Indotte dall'Esercizio

L'esercizio fisico regolare è stato dimostrato di indurre una varietà di modificazioni epigenetiche che possono avere effetti protettivi contro malattie croniche, migliorare il metabolismo e persino influenzare il benessere mentale. Tra queste modifiche, le più studiate includono:

- **Metilazione del DNA:** L'esercizio fisico può alterare i pattern di metilazione del DNA in numerosi geni coinvolti nel metabolismo energetico, nella riparazione del DNA, nell'infiammazione e nella plasticità neuronale. Queste modifiche possono migliorare la regolazione dell'espressione genica in risposta all'attività fisica, potenziando gli effetti benefici dell'esercizio.

- **Modificazioni degli Istoni:** L'esercizio modifica anche la struttura della cromatina attraverso modificazioni post-traduzionali degli istoni, come l'acetilazione e la metilazione. Questo può rendere il DNA più accessibile alle macchine trascrizionali, facilitando l'espressione di geni associati alla fitness muscolare, alla resistenza allo stress ossidativo e al miglioramento delle capacità cognitive.

Esercizio Fisico e Longevità

Le ricerche suggeriscono che l'esercizio fisico potrebbe influenzare i meccanismi epigenetici associati all'invecchiamento. L'attività fisica regolare è correlata a lunghezze maggiori dei telomeri, strutture protettive situate alle estremità dei cromosomi che tendono a ridursi con l'età. Questo effetto protettivo è mediato, in parte, da modifiche epigenetiche che influenzano la manutenzione del DNA e la stabilità cromosomica, suggerendo un legame tra l'esercizio e un rallentamento dei processi di invecchiamento a livello cellulare.

Implicazioni per la Salute Mentale

L'impatto dell'esercizio fisico sull'epigenetica si estende anche alla salute mentale. Modifiche epigenetiche in geni associati alla risposta allo stress e alla neuroplasticità possono contribuire ai noti effetti antidepressivi e ansiolitici dell'attività fisica. Questo suggerisce che l'esercizio possa servire come un potente strumento preventivo e terapeutico contro disturbi mentali come la depressione e l'ansia.

Sfide e Prospettive Future

Nonostante l'evidenza emergente sui legami tra esercizio fisico ed epigenetica, rimangono sfide significative. Determinare il tipo, la durata e l'intensità dell'esercizio necessari per indurre benefici epigenetici ottimali e comprendere come questi effetti variano tra individui di diversa età, sesso e background genetico sono aree che richiedono ulteriori ricerche. Inoltre, esplorare come queste modifiche epigenetiche si traducono in miglioramenti clinici tangibili nella prevenzione e nel trattamento delle malattie croniche rappresenta un importante obiettivo futuro.

In conclusione, l'intersezione tra epigenetica e fitness apre nuove prospettive sulla comprensione di come l'esercizio fisico promuova la salute e il benessere. Mentre continuiamo a svelare i meccanismi molecolari sottostanti questi effetti, emerge la promessa di strategie basate sull'esercizio altamente personalizzate, capaci di ottimizzare la salute umana a livello epigenetico. Questo campo in espansione non solo rafforza il valore dell'esercizio fisico come componente essenziale di uno stile di vita sano ma sottolinea anche il potenziale dell'epigenetica come ponte tra le nostre azioni quotidiane e la nostra biologia più profonda.

Mentre approfondiamo ulteriormente la connessione tra epigenetica e fitness, si apre un mondo di possibilità che sfida i confini tradizionali della medicina e della biologia. Questo campo in espansione non solo evidenzia l'importanza dell'esercizio fisico come strumento per modulare l'epigenoma ma solleva anche domande fondamentali su come possiamo ottimizzare questi effetti per migliorare la salute e prevenire le malattie.

Esercizio Fisico come Modulatore Epigenetico Dinamico

L'esercizio fisico agisce come un modulatore epigenetico dinamico, capace di indurre cambiamenti rapidi e reversibili nell'espressione genica. Questi cambiamenti sono fondamentali per l'adattamento al training fisico, inclusi l'aumento della capacità aerobica, il miglioramento della tolleranza al glucosio e l'incremento della forza muscolare. Le ricerche stanno iniziando a delineare protocolli di esercizio specifici che potrebbero ottimizzare questi effetti epigenetici, suggerendo che l'attività fisica personalizzata in base al profilo epigenetico individuale potrebbe diventare una componente chiave della medicina preventiva e terapeutica.

Esercizio Fisico e Riprogrammazione Epigenetica

Gli studi suggeriscono che l'esercizio fisico può avere effetti di "riprogrammazione" sull'epigenoma, particolarmente rilevanti nelle prime fasi della vita o durante periodi di cambiamento biologico, come la gravidanza o l'invecchiamento. Questi effetti di reprogrammazione offrono una prospettiva intrigante su come l'attività fisica possa essere utilizzata per influenzare positivamente la salute epigenetica attraverso il corso della vita, potenzialmente mitigando l'impatto di predisposizioni genetiche a specifiche condizioni di salute.

Interazione tra Dieta, Esercizio e Epigenoma

L'interazione tra dieta, esercizio fisico e epigenoma costituisce un altro importante ambito di ricerca. La nutrizione può influenzare l'epigenoma sia direttamente, attraverso la disponibilità di donatori di gruppi metile e altri cofattori epigenetici, sia indirettamente, modulando l'effetto dell'esercizio sull'espressione genica. Comprendere come dieta ed esercizio interagiscono per influenzare l'epigenoma potrebbe portare a strategie combinate di modulazione epigenetica per migliorare la salute e prevenire malattie.

Sfide nella Traduzione Clinica

La traduzione dei risultati della ricerca epigenetica sull'esercizio fisico in applicazioni cliniche presenta diverse sfide. Identificare gli effetti epigenetici specifici indotti da vari tipi e intensità di esercizio, e comprendere come questi effetti si traducano in benefici per la salute a lungo termine, richiede studi longitudinali e traslazionali complessi. Inoltre, la personalizzazione delle raccomandazioni di esercizio basate sul profilo epigenetico individuale richiederà avanzamenti significativi nella diagnostica epigenetica e nelle piattaforme di analisi dei dati.

Verso un Futuro di Interventi Basati sull'Esercizio e sull'Epigenetica

Guardando al futuro, la ricerca sull'intersezione tra epigenetica e fitness promette di ridefinire il nostro approccio alla salute preventiva e alla terapia delle malattie. Con una comprensione più profonda di come l'esercizio fisico moduli l'epigenoma, siamo sulla soglia di sviluppare interventi basati sull'esercizio altamente personalizzati che tengono conto delle specifiche esigenze epigenetiche di ciascun individuo. Questo approccio rappresenta un notevole passo avanti verso la realizzazione di una medicina veramente personalizzata, in cui le strategie preventive e terapeutiche sono su misura per le caratteristiche genetiche ed epigenetiche uniche di ogni persona.

In conclusione, mentre continuiamo ad esplorare la dinamica interazione tra esercizio fisico ed epigenetica, diventa evidente che questa relazione offre un potente strumento per influenzare la salute e il benessere. Affrontare le sfide inerenti a questa ricerca e applicare le sue scoperte in modo etico e accessibile sarà fondamentale per sfruttare pienamente il potenziale degli interventi epigenetici basati sull'esercizio nel migliorare la salute umana a livello globale.

Mentre proseguiamo nell'esplorazione della complessa interazione tra esercizio fisico ed epigenetica, ci troviamo di fronte a una comprensione sempre più profonda di come l'attività fisica non solo modelli il nostro stato di salute attuale ma influenzi anche la nostra biologia in modi che potrebbero avere implicazioni transgenerazionali. Questa prospettiva apre nuove vie per la prevenzione delle malattie e per strategie di intervento che potrebbero essere applicate non solo a livello individuale ma anche a livello di popolazione.

Epigenetica, Esercizio Fisico e Salute Metabolica

L'impatto dell'esercizio fisico sull'epigenetica è particolarmente evidente nel contesto della salute metabolica. La regolazione epigenetica di geni coinvolti nel metabolismo del glucosio e dei lipidi può essere ottimizzata attraverso l'esercizio regolare, contribuendo a ridurre il rischio di sviluppare malattie metaboliche come il diabete di tipo 2 e l'obesità. Queste modifiche epigenetiche possono migliorare la sensibilità all'insulina, la tolleranza al glucosio e l'ossidazione dei lipidi, sottolineando l'importanza dell'esercizio fisico non solo come mezzo per mantenere un peso salutare ma anche come strumento per modulare direttamente la funzione genica a beneficio della salute metabolica.

Ruolo dell'Esercizio nell'Invecchiamento Epigenetico

Ulteriori ricerche hanno rivelato che l'esercizio fisico ha il potenziale per influenzare l'invecchiamento epigenetico, un concetto che descrive come le modifiche epigenetiche accumulate nel tempo possano riflettere e contribuire al processo di invecchiamento biologico. Gli studi suggeriscono che l'esercizio regolare può rallentare questo processo di invecchiamento epigenetico, potenzialmente ritardando l'insorgenza di malattie legate all'età e migliorando la longevità. Questo effetto è in parte mediato dalla capacità dell'esercizio di influenzare i percorsi di riparazione del DNA, la funzione mitocondriale e la lunghezza dei telomeri, tutti fattori chiave nel processo di invecchiamento.

Esercizio, Epigenetica e Funzione Cognitiva

L'influenza dell'esercizio sull'epigenoma si estende anche al cervello, con implicazioni significative per la funzione cognitiva e la salute mentale. L'attività fisica induce modifiche epigenetiche in regioni cerebrali chiave coinvolte nell'apprendimento, nella memoria e nella regolazione dell'umore, offrendo potenziali meccanismi attraverso i quali l'esercizio può migliorare la funzione cognitiva, prevenire il declino cognitivo legato all'età e mitigare i sintomi di disturbi psichiatrici come la depressione e l'ansia.

Sfide nel Personalizzare gli Interventi Basati sull'Esercizio

Nonostante l'entusiasmante potenziale degli interventi epigenetici mediati dall'esercizio, esistono sfide significative nella personalizzazione di questi interventi. La variabilità individuale nella risposta all'esercizio, influenzata da fattori genetici, epigenetici, ambientali e dello stile di vita, rende complesso il compito di sviluppare programmi di esercizio personalizzati che massimizzino i benefici epigenetici. La ricerca futura dovrà affrontare queste sfide attraverso studi più approfonditi sulla relazione tra specifici tipi e intensità di esercizio e cambiamenti epigenetici, nonché sullo sviluppo di strumenti diagnostici avanzati per monitorare queste modifiche in tempo reale.

In conclusione, l'interazione tra esercizio fisico ed epigenetica rappresenta un campo di studio ricco di promesse per il miglioramento della salute umana. Man mano che approfondiamo la nostra comprensione di questa relazione, emerge la possibilità di interventi basati sull'esercizio altamente mirati e personalizzati, capaci di promuovere il benessere e prevenire le malattie a livello molecolare. Affrontare le sfide associate a queste scoperte e tradurre la ricerca in pratica richiederà un impegno collaborativo tra scienziati, medici e decisori politici, con l'obiettivo ultimo di ottimizzare la salute e il benessere attraverso l'integrazione dell'attività fisica nella vita quotidiana delle persone.

L'incrocio tra l'esercizio fisico e l'epigenetica rappresenta un'area di ricerca dinamica che promette di rivoluzionare il nostro approccio alla salute e al benessere. Attraverso la comprensione di come l'attività fisica induca cambiamenti epigenetici che influenzano l'espressione genica, stiamo aprendo nuove strade per la prevenzione e il trattamento di una vasta gamma di condizioni, dalla salute metabolica al declino cognitivo legato all'età.

Riepilogo dei Progressi

La ricerca ha chiarito che l'esercizio fisico può produrre una varietà di effetti benefici modulando l'epigenoma.

Questi includono miglioramenti nella salute metabolica, come aumentata sensibilità all'insulina e migliorato metabolismo del glucosio; effetti protettivi contro il declino cognitivo attraverso il supporto della neuroplasticità e della funzione cerebrale; e potenziali rallentamenti nel processo di invecchiamento, come indicato dalla modulazione della lunghezza dei telomeri e dai cambiamenti nella metilazione del DNA associati all'invecchiamento.

Sfide e Considerazioni Future

Nonostante questi avanzamenti, permangono sfide significative nell'applicazione clinica di queste scoperte. La variabilità individuale nelle risposte epigenetiche all'esercizio richiede un'approfondita comprensione per sviluppare programmi di esercizio personalizzati che massimizzino i benefici per la salute. Inoltre, la necessità di strumenti diagnostici più sofisticati per monitorare gli effetti epigenetici dell'esercizio in tempo reale è essenziale per la valutazione dell'efficacia degli interventi basati sull'esercizio.

Implicazioni per la Salute Pubblica

L'implicazione di queste scoperte per la salute pubblica è enorme. La promozione dell'esercizio fisico come strumento epigenetico offre una strategia preventiva accessibile e non farmacologica per combattere una vasta gamma di malattie croniche. Programmi di salute pubblica che incentivano stili di vita attivi potrebbero quindi giocare un ruolo cruciale nel ridurre l'onere di malattie come il diabete di tipo 2, le patologie cardiovascolari e le malattie neurodegenerative.

Verso un'Integrazione nell'Assistenza Sanitaria

Per realizzare il potenziale degli interventi basati sull'esercizio, è essenziale un'integrazione più profonda di queste conoscenze nel sistema di assistenza sanitaria. Ciò include la formazione dei professionisti sanitari sui benefici epigenetici dell'esercizio, lo sviluppo di linee guida cliniche per l'uso dell'esercizio come strumento terapeutico, e la creazione di infrastrutture che supportino l'adozione di stili di vita attivi tra la popolazione generale.

Conclusione Dettagliata

In conclusione, l'interazione tra esercizio fisico ed epigenetica offre un'entusiasmante prospettiva di come possiamo sfruttare la nostra biologia per migliorare la salute e prevenire le malattie. Mentre continuiamo a esplorare questo campo, diventa chiaro che l'esercizio fisico detiene una chiave potente per sbloccare benefici salute a lungo termine, influenzando positivamente il nostro epigenoma. La promessa di terapie personalizzate e strategie preventive basate su una comprensione approfondita dell'epigenetica potrebbe trasformare il panorama della medicina moderna, portando a un futuro in cui la promozione della salute e la prevenzione delle malattie sono ancor più strettamente integrate nelle nostre vite quotidiane. La realizzazione di questo potenziale richiederà un impegno continuo nella ricerca, nella collaborazione tra discipline, e nell'adozione di politiche di salute pubblica informate, per garantire che i benefici dell'esercizio fisico come strumento epigenetico siano accessibili e realizzati su scala globale.

17. Stress ed Epigenetica: Analisi di come lo stress influenzi le modifiche epigenetiche e le conseguenze sulla salute.

Lo stress è un fattore ambientale potente che può influenzare profondamente l'epigenoma, portando a cambiamenti nell'espressione genica che possono avere implicazioni significative per la salute. La ricerca in questo campo ha rivelato come l'esposizione acuta o cronica allo stress possa indurre una varietà di modifiche epigenetiche, comprese la metilazione del DNA e le modificazioni degli istoni, che possono alterare la funzionalità dei geni coinvolti nella risposta allo stress, nella regolazione dell'umore e nei sistemi immunitario e metabolico. Questi cambiamenti possono avere effetti a lungo termine sul rischio di sviluppare disturbi mentali, malattie cardiovascolari, diabete e altre condizioni.

Metilazione del DNA e Stress

La metilazione del DNA è uno dei meccanismi epigenetici più studiati in relazione allo stress. Studi hanno dimostrato che eventi stressanti, specialmente durante le fasi critiche dello sviluppo come l'infanzia o la gravidanza, possono portare a cambiamenti nella metilazione del DNA in geni specifici. Questi includono geni coinvolti nella regolazione dell'asse ipotalamo-ipofisi-surrene (HPA), il principale sistema di risposta allo stress del corpo. Alterazioni in questo sistema possono influenzare la suscettibilità a disturbi d'ansia, depressione e altre condizioni psichiatriche.

Modificazioni degli Istoni e Stress

Le modificazioni post-traduzionali degli istoni, come l'acetilazione e la metilazione, possono anche essere influenzate dall'esposizione allo stress. Queste modificazioni possono alterare la struttura della cromatina, rendendo il DNA più o meno accessibile per la trascrizione e influenzando così l'espressione di geni critici per la risposta allo stress e la resilienza. Ad esempio, l'iperacetilazione degli istoni in certe regioni del cervello è stata collegata alla regolazione della memoria emotiva e alla suscettibilità a disturbi dell'umore.

RNA non Codificanti e Stress

Gli RNA non codificanti, come i microRNA (miRNA), giocano un ruolo nella regolazione post-trascrizionale dell'espressione genica e sono stati associati alla risposta allo stress. Variazioni nei livelli di specifici miRNA possono influenzare la funzione di sistemi biologici coinvolti nella risposta allo stress, offrendo potenziali biomarcatori per lo stress e bersagli per interventi terapeutici.

Implicazioni sulla Salute a Lungo Termine

Le modifiche epigenetiche indotte dallo stress possono avere implicazioni significative per la salute a lungo termine. Per esempio, l'esposizione cronica allo stress è stata collegata a un aumentato rischio di sviluppare malattie cardiovascolari, disturbi metabolici come il diabete di tipo 2, disturbi dell'umore e declino cognitivo. Comprendere come lo stress influenzi l'epigenoma potrebbe offrire nuove vie per prevenire o trattare queste condizioni, attraverso la promozione di strategie di gestione dello stress e interventi mirati.

Sfide e Prospettive Future

Nonostante i progressi significativi, ci sono ancora sfide nell'interpretazione dei dati epigenetici relativi allo stress e nella loro applicazione clinica. Determinare la causalità e la direzione degli effetti epigenetici, nonché distinguere tra risposte epigenetiche adattive e quelle patologiche, richiede ulteriori ricerche. Inoltre, la variabilità individuale nelle risposte epigenetiche allo stress sottolinea la necessità di approcci personalizzati nella prevenzione e nel trattamento delle malattie legate allo stress.

In conclusione, l'analisi di come lo stress influenzi le modifiche epigenetiche offre una comprensione più profonda delle basi molecolari della vulnerabilità e della resilienza agli eventi stressanti. Questo campo di studio non solo aumenta la nostra comprensione di come lo stress incida sulla salute ma apre anche la strada a strategie preventive e terapeutiche innovative basate sulla modulazione dell'epigenoma. Affrontare le sfide in questo campo potrebbe portare a importanti progressi nella gestione dello stress e nel trattamento delle sue conseguenze sulla salute.

Man mano che ci addentriamo ulteriormente nell'analisi dell'impatto dello stress sull'epigenetica, emergono connessioni ancora più profonde e complesse che ampliano la nostra comprensione di come gli eventi stressanti influenzino il benessere a livello molecolare. Questa continua esplorazione svela il potenziale per nuove metodologie di intervento e approfondisce la nostra comprensione della plasticità biologica umana di fronte allo stress.

Interazioni Stress-Epigenetica e Sviluppo Neurologico

La ricerca ha iniziato a svelare come lo stress, in particolare nelle fasi precoci della vita, possa modulare l'epigenoma in maniera che influisca sullo sviluppo neurologico. Queste modifiche possono avere un impatto duraturo sullo sviluppo delle strutture e delle funzioni cerebrali, influenzando la capacità di apprendimento, la memoria e la regolazione emotiva. Gli studi suggeriscono che interventi precoci, possibilmente anche prima dell'inizio della scuola, potrebbero aiutare a mitigare alcuni degli effetti negativi dello stress sullo sviluppo cerebrale attraverso la modulazione di specifici marker epigenetici.

Effetti Transgenerazionali dello Stress

Una delle scoperte più sorprendenti nel campo dello stress e dell'epigenetica è la potenziale trasmissione degli effetti dello stress da una generazione all'altra. Gli eventi stressanti vissuti dai genitori prima della concezione possono lasciare un'impronta epigenetica che viene trasmessa ai figli, influenzando la loro risposta allo stress e potenzialmente predisponendoli a disturbi psichiatrici e metaboliche. Questa comprensione sottolinea l'importanza di strategie di supporto e interventi non solo per gli individui direttamente esposti allo stress ma anche per le loro future generazioni.

Stress, Invecchiamento e Telomeri

L'impatto dello stress sull'invecchiamento è un altro ambito di studio cruciale, con particolare attenzione alla lunghezza dei telomeri. I telomeri, strutture proteiche alle estremità dei cromosomi, si accorciano con l'età, ma lo stress cronico può accelerare questo processo. Le modifiche epigenetiche indotte dallo stress possono influenzare l'attività della telomerasi, l'enzima responsabile del mantenimento della lunghezza dei telomeri, suggerendo un collegamento diretto tra lo stress, l'epigenetica e l'invecchiamento accelerato.

Modulazione Epigenetica come Strategia Terapeutica

La crescente comprensione di come lo stress influenzi l'epigenoma apre la porta a strategie terapeutiche innovative che mirano a modulare questi cambiamenti epigenetici per trattare o prevenire le conseguenze dello stress sulla salute. Gli approcci potrebbero includere farmaci che mirano specificamente a modificare i pattern di metilazione del DNA o le modificazioni degli istoni, così come interventi comportamentali e di stile di vita progettati per invertire o mitigare gli effetti dello stress sull'epigenoma.

Sfide nella Personalizzazione del Trattamento

Personalizzare il trattamento per mitigare gli effetti dello stress richiede una comprensione dettagliata del profilo epigenetico individuale e di come interagisce con l'esposizione allo stress. Questo sottolinea la necessità di avanzamenti nel sequenziamento epigenomico ad alta risoluzione e nelle piattaforme di bioinformatica per analizzare e interpretare questi complessi set di dati. Solo allora potremo sviluppare interventi precisi che siano su misura per le esigenze epigenetiche uniche di ogni individuo.

In conclusione, l'esplorazione dell'interazione tra stress ed epigenetica sta aprendo nuove frontiere nella nostra comprensione di come gli eventi esterni modulino la salute e il benessere a un livello molecolare. Man mano che approfondiamo questa comprensione, emergono nuove opportunità per interventi terapeutici innovativi, promettendo approcci più efficaci e personalizzati per affrontare le conseguenze dello stress. Tuttavia, la realizzazione di questo potenziale richiederà un impegno continuo nella ricerca e nello sviluppo di strumenti avanzati per decifrare e modulare l'intricata rete di interazioni tra stress ed epigenetica.

Proseguendo nell'esplorazione delle dinamiche tra stress ed epigenetica, ci imbattiamo in ulteriori sfaccettature di questa complessa interazione che potenzialmente rivoluziona la nostra comprensione dei meccanismi biologici sottostanti e delle strategie di intervento. La continua decifrazione di questi meccanismi non solo amplia la nostra conoscenza scientifica ma apre anche la strada a nuove metodologie per mitigare gli effetti deleteri dello stress sulla salute umana.

Stress e Programmazione Epigenetica Precoce

Un ambito di particolare interesse è come lo stress precoce — inclusi fattori come lo stress in utero e le esperienze avverse nell'infanzia — possa programmare l'epigenoma in modi che influenzano la salute e il comportamento ben oltre l'infanzia. Queste modifiche programmate precocemente possono impostare una predisposizione a disturbi mentali, malattie cardiovascolari e sindromi metaboliche. La consapevolezza di questi effetti sottolinea l'importanza di interventi precoci e mirati per prevenire o invertire le modifiche epigenetiche dannose legate allo stress.

La Risposta Allo Stress Come Processo Adattivo

È importante riconoscere che la risposta allo stress è fondamentalmente un processo adattivo, progettato per preparare l'organismo a rispondere efficacemente a minacce immediate. Tuttavia, quando lo stress diventa cronico o eccessivo, i meccanismi adattivi possono trasformarsi in percorsi patologici, portando a modifiche epigenetiche che persistono ben oltre l'evento stressante iniziale. Comprendere il punto di svolta tra adattamento e patologia può aiutare a identificare i momenti critici per interventi terapeutici efficaci.

L'Impatto dello Stress Cronico sull'Invecchiamento

La ricerca ha iniziato a collegare più direttamente lo stress cronico all'accelerazione dei processi di invecchiamento, attraverso modifiche epigenetiche che influenzano la regolazione genica associata all'età. Questi studi suggeriscono che la gestione efficace dello stress potrebbe non solo migliorare la qualità della vita ma anche contribuire a un invecchiamento più sano e potenzialmente estendere la longevità.

Terapie Epigenetiche Mirate

Con una comprensione più profonda dell'impatto dello stress sull'epigenoma, emergono potenziali per terapie epigenetiche mirate che possono riportare l'espressione genica a uno stato più "non stressato" o salutare. Questi interventi potrebbero includere l'uso di farmaci che mirano specificamente a modificare i pattern di metilazione del DNA o le modificazioni degli istoni legate allo stress, così come strategie non farmacologiche, come la meditazione e la terapia comportamentale, che hanno dimostrato di influenzare l'epigenoma.

Sfide nella Traduzione di Queste Conoscenze

La traduzione di queste conoscenze epigenetiche in strategie preventive e terapeutiche pratiche presenta sfide notevoli. Una sfida chiave è la necessità di personalizzazione: data la complessità delle risposte individuali allo stress e le varie influenze epigenetiche, gli approcci terapeutici dovranno essere altamente personalizzati. Inoltre, l'identificazione di biomarcatori epigenetici affidabili per lo stress e la sua gestione rimane un campo di ricerca attivo e necessario per lo sviluppo di diagnostiche e trattamenti precisi.

In conclusione, mentre la ricerca sull'interazione tra stress ed epigenetica continua a svelare i legami complessi tra esperienze di vita, modificazioni molecolari e salute a lungo termine, ci avviciniamo a un punto in cui la gestione dello stress potrebbe diventare una componente chiave della medicina preventiva e terapeutica. La promessa di approcci basati sull'epigenetica per mitigare gli effetti dello stress sulla salute offre un futuro in cui la resilienza biologica è non solo compresa ma anche attivamente promossa, permettendo alle persone di vivere vite più lunghe, più sane e più felici.

Mentre continuiamo a navigare attraverso la complessa rete di relazioni tra stress ed epigenetica, emergono ulteriori sfaccettature che arricchiscono la nostra comprensione di come l'ambiente e le esperienze individuali modellino profondamente il nostro benessere su scala molecolare. Questo viaggio attraverso la scienza epigenetica ci porta a considerare nuove prospettive e metodologie per affrontare gli effetti dello stress sulla salute umana.

L'Impatto dello Stress Psicosociale

Il ruolo dello stress psicosociale, in particolare, inizia a essere visto sotto una nuova luce quando considerato attraverso la lente dell'epigenetica. Gli ambienti stressanti, caratterizzati da fattori come l'isolamento sociale, la pressione lavorativa o le dinamiche familiari difficili, possono lasciare un'impronta epigenetica misurabile, suggerendo che gli interventi volti a migliorare la qualità della vita sociale e lavorativa hanno il potenziale non solo di migliorare il benessere psicologico ma anche di modulare l'espressione genica in modi che promuovono la salute fisica.

Il Ruolo dell'Educazione alla Gestione dello Stress

L'educazione alla gestione dello stress emerge come un componente cruciale nella prevenzione delle modifiche epigenetiche negative associate allo stress cronico. Programmi che insegnano tecniche di mindfulness, meditazione, esercizi di respirazione profonda, e altre strategie di rilassamento possono aiutare gli individui a moderare la loro risposta allo stress, potenzialmente limitando o invertendo le modifiche epigenetiche dannose. Questi approcci enfatizzano il potere degli individui di influenzare il proprio benessere attraverso pratiche consapevoli.

Stress, Epigenetica e Sistema Immunitario

Ulteriori studi hanno iniziato a disvelare come lo stress influenzi l'epigenetica del sistema immunitario, con implicazioni significative per la vulnerabilità alle infezioni, le risposte alle vaccinazioni e il rischio di malattie autoimmuni. Le modifiche epigenetiche nelle cellule immunitarie possono alterare la loro funzionalità, suggerendo che gli interventi mirati a ridurre lo stress potrebbero non solo migliorare il benessere mentale ma anche rafforzare la resilienza immunitaria.

Stress Ambientale e Risposta Epigenetica

La relazione tra stress ambientale — come l'inquinamento o l'esposizione a sostanze tossiche — ed epigenetica rappresenta un altro importante ambito di ricerca. Questi fattori ambientali possono causare modifiche epigenetiche che compromettono la salute, evidenziando la necessità di politiche pubbliche e interventi di salute pubblica che mirino a ridurre l'esposizione a tali stressori e a mitigarne gli effetti sulla popolazione.

Sfide nell'Applicazione Clinica e nella Ricerca Futura

Nonostante il progresso nella comprensione dell'interazione tra stress ed epigenetica, rimangono sfide significative nella traduzione di queste conoscenze in applicazioni cliniche concrete. La variabilità individuale nelle risposte epigenetiche allo stress richiede un'approfondita personalizzazione degli interventi, mentre la necessità di studi longitudinali complessi limita la rapidità con cui possono essere sviluppate nuove terapie. Inoltre, la ricerca futura dovrà affrontare come le modifiche epigenetiche indotte dallo stress interagiscano con altri fattori genetici ed ambientali per influenzare la salute.

In conclusione, l'esplorazione continua del legame tra stress ed epigenetica apre la strada a una comprensione più matrice dei meccanismi attraverso cui le esperienze di vita modulano la salute e il benessere. Affrontando le sfide inerenti a questa ricerca, possiamo sperare di sviluppare strategie preventive e terapeutiche più efficaci che tengano conto dell'influenza profonda dello stress sull'epigenoma, offrendo approcci innovativi per migliorare la salute pubblica e il benessere individuale in un mondo sempre più stressante.

La relazione tra stress ed epigenetica si sta rivelando uno degli ambiti più intriganti e promettenti della ricerca biomedica contemporanea. Attraverso lo studio di come gli eventi stressanti influenzano le modifiche epigenetiche che, a loro volta, modulano l'espressione genica, abbiamo iniziato a comprendere le complesse interazioni tra ambiente, esperienze di vita e salute. Questa comprensione sfida le concezioni tradizionali di predisposizione genetica e ambiente come fattori separati, evidenziando invece il loro intreccio dinamico che plasma la nostra biologia e il nostro benessere.

Sintesi delle Scoperte

La ricerca ha dimostrato che lo stress, sia acuto che cronico, può indurre una vasta gamma di modifiche epigenetiche, come la metilazione del DNA e le modifiche post-traduzionali degli istoni. Queste modifiche influenzano l'espressione di geni coinvolti nella risposta allo stress, nella regolazione dell'umore, nella funzione immunitaria e nel metabolismo. Tali cambiamenti epigenetici possono avere effetti duraturi, predisponendo gli individui a una varietà di disturbi fisici e mentali, dal declino cognitivo alle malattie cardiovascolari e metaboliche.

Implicazioni per la Salute e il Benessere

Queste scoperte hanno importanti implicazioni per la salute pubblica e la medicina preventiva. Riconoscendo che le esperienze di stress possono lasciare un'impronta epigenetica duratura, emerge la necessità di strategie proattive per mitigare gli effetti dello stress nella popolazione. Ciò include la promozione di tecniche di gestione dello stress, come la mindfulness e l'esercizio fisico, non solo come strumenti per

migliorare il benessere mentale ma anche come
interventi per preservare la salute fisica.

Sfide e Prospettive Future

La traslazione di questa ricerca epigenetica in pratica
clinica presenta numerose sfide. La variabilità
individuale nelle risposte allo stress e nelle modifiche
epigenetiche sottolinea la necessità di approcci
personalizzati. Inoltre, identificare interventi specifici
che possano efficacemente "resettare" le modifiche
epigenetiche dannose rimane un'area di intensa
ricerca. La comprensione delle vie attraverso cui lo
stress influisce sull'epigenoma in diversi contesti e
stadi della vita può guidare lo sviluppo di terapie
mirate e interventi preventivi.

Conclusione Dettagliata

In conclusione, il crescente corpo di ricerca
sull'interazione tra stress ed epigenetica offre una
visione profondamente rinnovata di come l'ambiente e
le esperienze di vita influenzino la nostra biologia su un
livello molecolare. Questa area di studio non solo
arricchisce la nostra comprensione dei meccanismi
biologici alla base della salute e della malattia ma apre
anche la strada a nuove possibilità terapeutiche e
preventive. Affrontare le sfide inerenti alla
personalizzazione del trattamento e alla comprensione
dei meccanismi complessi di queste modifiche
richiederà un impegno continuo nella ricerca
interdisciplinare. Tuttavia, il potenziale per migliorare
significativamente la salute pubblica e il benessere

individuale attraverso l'integrazione delle conoscenze epigenetiche nella pratica clinica rappresenta un'opportunità entusiasmante e trasformativa. Man mano che procediamo, è fondamentale che le implicazioni etiche e sociali di questi interventi siano considerate con attenzione, assicurando che i benefici della ricerca epigenetica siano accessibili e realizzati in modo equo per migliorare la vita di tutti gli individui.

18. Etica ed Epigenetica: Discutere le questioni etiche sollevate dalla manipolazione epigenetica, compresa la privacy genetica e le implicazioni della modificazione genetica.

L'avanzamento della ricerca in epigenetica e le potenzialità offerte dalla manipolazione epigenetica aprono nuovi orizzonti nella medicina e nella biologia. Tuttavia, con questi progressi emergono anche complesse questioni etiche che riguardano la privacy genetica, le implicazioni della modificazione genetica, e le potenziali disuguaglianze nell'accesso alle terapie. Esaminare queste questioni è fondamentale per garantire che i benefici dell'epigenetica siano sfruttati in modo responsabile e equo.

Privacy e Consenso Informato

Una delle principali preoccupazioni etiche riguarda la privacy genetica e epigenetica. Con la crescente capacità di raccogliere e analizzare dati epigenetici dettagliati, sorge il rischio di abuso di queste informazioni sensibili. La questione del consenso informato diventa cruciale, in particolare quando si considerano le potenziali modifiche epigenetiche e la loro reversibilità. Gli individui devono essere pienamente informati su cosa comportano questi trattamenti, compresi i potenziali rischi, benefici e le implicazioni a lungo termine delle modifiche epigenetiche.

Implicazioni Transgenerazionali

La ricerca ha dimostrato che alcune modifiche epigenetiche possono essere trasmesse da una generazione all'altra, sollevando preoccupazioni etiche significative riguardo agli interventi epigenetici. La possibilità di influenzare non solo l'individuo trattato ma anche le generazioni future richiede una riflessione profonda sulle implicazioni morali di tali azioni. Le decisioni prese oggi potrebbero avere conseguenze non intenzionali per i discendenti, sollevando domande su chi dovrebbe avere l'autorità per prendere queste decisioni e come dovrebbero essere considerati i diritti delle future generazioni.

Disuguaglianze nell'Accesso alle Terapie

Un'altra questione etica di rilievo è l'accessibilità alle terapie epigenetiche. Come con molte tecnologie mediche avanzate, esiste il rischio che tali trattamenti siano disponibili solo per coloro che possono permetterseli, aumentando le disuguaglianze in salute. È imperativo sviluppare politiche che assicurino un accesso equo alle terapie epigenetiche, in modo che i benefici di queste innovazioni possano essere condivisi più ampiamente attraverso la società.

Potenziale per il Miglioramento Umano

La manipolazione epigenetica solleva anche domande sull'uso di queste tecnologie per scopi di miglioramento umano, piuttosto che per il trattamento di malattie. Mentre l'uso di interventi epigenetici per curare o prevenire malattie può essere ampiamente accettato, l'uso di tali tecnologie per migliorare le capacità fisiche o cognitive solleva preoccupazioni etiche su cosa significhi essere umani e se tali pratiche dovrebbero essere permesse.

Conclusione Dettagliata

In conclusione, mentre l'epigenetica offre possibilità rivoluzionarie per il trattamento di malattie genetiche e acquisite, la sua manipolazione porta con sé una serie di questioni etiche complesse che richiedono un'attenta considerazione. La privacy genetica, il consenso informato, le implicazioni transgenerazionali, l'accesso equo alle terapie e il potenziale uso per il miglioramento umano sono tutte questioni che devono essere affrontate attraverso un dialogo aperto tra scienziati, clinici, legislatori e il pubblico. Solo attraverso un'esplorazione consapevole e responsabile di queste questioni etiche possiamo sperare di navigare con successo le acque complesse della manipolazione epigenetica, assicurando che i suoi benefici siano realizzati in modo etico e giusto per tutti.

19. Futuro dell'Epigenetica: Speculazioni sul futuro dell'epigenetica nella ricerca, nella medicina e nella società.

Il futuro dell'epigenetica si prospetta straordinariamente promettente e potenzialmente rivoluzionario per la ricerca, la medicina e la società nel suo complesso. Man mano che la nostra comprensione dell'epigenoma si approfondisce e le tecnologie per studiarlo e manipolarlo avanzano, possiamo aspettarci sviluppi che potrebbero trasformare il modo in cui preveniamo, diagnosticamo e trattiamo le malattie, oltre a influenzare profondamente il nostro approccio alla salute pubblica, alla bioetica e alla politica sanitaria.

Personalizzazione della Medicina

Forse l'aspetto più promettente dell'epigenetica riguarda il suo potenziale per personalizzare la medicina. Le terapie epigenetiche mirate offrono la prospettiva di trattamenti altamente specifici che tengono conto non solo del profilo genetico dell'individuo ma anche delle sue uniche modifiche epigenetiche. Ciò potrebbe portare a una nuova era di medicina di precisione, in cui i trattamenti sono ottimizzati per l'individuo, riducendo gli effetti collaterali e migliorando l'efficacia.

Prevenzione delle Malattie

L'epigenetica ha anche il potenziale per rivoluzionare la nostra comprensione e approccio alla prevenzione delle malattie. Identificando le modifiche epigenetiche che predispongono gli individui a condizioni specifiche, potremmo sviluppare strategie preventive mirate molto prima che la malattia si manifesti. Ciò potrebbe includere interventi nella dieta, nello stile di vita o farmacologici, progettati per mantenere un epigenoma salutare e ridurre il rischio di malattie future.

Implicazioni Transgenerazionali

Un altro campo entusiasmante di ricerca riguarda le implicazioni transgenerazionali delle modifiche epigenetiche. Comprendendo come certe esposizioni ambientali o esperienze di vita possano influenzare l'epigenoma in modi che vengono trasmessi alle generazioni future, possiamo iniziare a considerare strategie di intervento che hanno il potenziale non solo di beneficiare l'individuo ma anche di migliorare la salute delle generazioni future.

Sfide Etiche e Sociali

Con questi avanzamenti, tuttavia, emergono sfide etiche e sociali significative. La manipolazione dell'epigenoma, soprattutto quando ha il potenziale per influenzare le generazioni future, solleva questioni di consenso, privacy e giustizia. Inoltre, garantire un accesso equo alle terapie epigenetiche sarà fondamentale per evitare che le disuguaglianze di salute si amplino ulteriormente.

Innovazioni Tecnologiche

Il progresso nel campo dell'epigenetica sarà anche guidato da innovazioni tecnologiche. Lo sviluppo di metodi più sofisticati e accessibili per analizzare l'epigenoma in tempo reale e in condizioni in vivo potrebbe fornire intuizioni senza precedenti nei meccanismi biologici sottostanti la salute e la malattia. Ciò potrebbe anche facilitare la diagnosi precoce di malattie e il monitoraggio della risposta al trattamento, migliorando significativamente la gestione del paziente.

Educazione e Sensibilizzazione

Infine, l'educazione e la sensibilizzazione su epigenetica e salute saranno cruciali per sfruttare appieno il potenziale di questi avanzamenti. Informare il pubblico e i professionisti della salute sui fattori che possono influenzare l'epigenoma, dalle scelte di vita alle esposizioni ambientali, potrebbe portare a cambiamenti significativi nelle politiche di salute pubblica e nelle pratiche individuali, promuovendo una società più sana e informata.

In conclusione, mentre ci avviciniamo a un futuro in cui l'epigenetica gioca un ruolo centrale nella ricerca, nella medicina e nella società, siamo di fronte a possibilità eccitanti e sfide significative. Navigare in questo futuro richiederà un equilibrio attento tra

l'esplorazione del potenziale dell'epigenetica,
l'indirizzamento delle implicazioni etiche e sociali dei
suoi avanzamenti e l'impegno per garantire che i
benefici di queste scoperte siano accessibili a tutti.

Mentre proseguiamo nell'esplorazione delle
prospettive future dell'epigenetica, ci imbattiamo in
ulteriori considerazioni che enfatizzano
l'interconnessione tra questa scienza e vari aspetti della
vita umana, della medicina e della società. La capacità
di manipolare l'epigenoma promette non solo
avanzamenti nel trattamento e nella prevenzione delle
malattie ma solleva anche questioni di grande rilevanza
per l'etica, l'equità sociale e le politiche sanitarie.

Ricerca Fondamentale e Applicata

La distinzione tra ricerca fondamentale ed applicata in
epigenetica diventerà sempre più sfumata man mano
che cerchiamo di tradurre le conoscenze di base in
interventi concreti. Gli investimenti nella ricerca
fondamentale continueranno a essere essenziali per
scoprire i meccanismi sottostanti le modifiche
epigenetiche e il loro impatto sulla salute.
Parallelamente, lo sviluppo di tecnologie per l'editing
epigenetico mirato offrirà nuove opportunità per
applicare queste conoscenze in contesti clinici,
portando alla creazione di terapie innovative che
potrebbero trattare o addirittura prevenire una vasta
gamma di malattie con basi epigenetiche.

Personalizzazione e Precisione

Il concetto di medicina personalizzata guiderà la direzione futura dell'epigenetica in medicina. Le terapie basate sull'epigenetica saranno sempre più personalizzate, tenendo conto non solo del profilo epigenetico unico di un individuo ma anche della sua storia di vita, delle sue esposizioni ambientali e dello stile di vita. Questo approccio multidimensionale alla cura del paziente richiederà una comprensione più profonda della variabilità interindividuale nelle modifiche epigenetiche e come queste interagiscono con fattori genetici e ambientali per influenzare la salute.

Educazione Pubblica e Consapevolezza

L'aumento della consapevolezza pubblica e l'educazione sull'epigenetica e i suoi effetti sulla salute saranno cruciali. Educare il pubblico sul fatto che le scelte di vita e l'ambiente non influenzano solo la loro salute ma possono anche avere implicazioni transgenerazionali potrebbe portare a cambiamenti significativi nel comportamento e nelle politiche di salute pubblica. Ciò potrebbe includere maggiore attenzione alla nutrizione, alla gestione dello stress, all'inquinamento ambientale e alla salute pubblica in generale.

Sfide Normative e di Policy

Le implicazioni delle scoperte epigenetiche per le leggi e le politiche sanitarie saranno un'altra area di grande importanza. La regolamentazione di tecnologie emergenti come l'editing epigenetico, la protezione dei dati epigenetici personali e l'accesso equo alle terapie epigenetiche richiederanno nuovi quadri normativi. Le politiche dovranno bilanciare l'innovazione con la protezione etica dei pazienti e garantire che i vantaggi delle scoperte epigenetiche siano accessibili a tutti, indipendentemente dal background socioeconomico.

Implicazioni Globali

Infine, il futuro dell'epigenetica avrà implicazioni che vanno oltre i confini nazionali, sollevando questioni di equità globale e cooperazione internazionale. La condivisione delle conoscenze e delle risorse tra paesi e sistemi sanitari sarà fondamentale per affrontare sfide comuni come le malattie croniche, l'invecchiamento della popolazione e le disuguaglianze di salute. La collaborazione globale nella ricerca e nell'implementazione di strategie epigenetiche potrebbe contribuire significativamente a migliorare la salute e il benessere su scala mondiale.

In sintesi, il futuro dell'epigenetica è ricco di potenzialità ma anche di sfide significative. Man mano che avanziamo, la navigazione attenta di questioni etiche, normative e sociali sarà essenziale per realizzare il pieno potenziale di questa scienza rivoluzionaria, garantendo che i suoi benefici siano utilizzati in modo responsabile e condivisi equamente in tutta la società.

Man mano che ci addentriamo ulteriormente nel futuro dell'epigenetica, il potenziale di questa disciplina si espande in nuovi e affascinanti orizzonti che potrebbero non solo trasformare il panorama della medicina ma anche sfidare e arricchire la nostra comprensione della biologia umana e dell'interazione con l'ambiente.

La Convergenza tra Epigenetica e Intelligenza Artificiale

Un'area promettente è l'integrazione tra epigenetica e intelligenza artificiale (IA). Con la crescente complessità dei dati epigenetici, l'IA può offrire strumenti avanzati per analizzare, interpretare e prevedere modelli epigenetici associati a specifiche condizioni di salute. Questa convergenza potrebbe non solo accelerare la scoperta di nuove correlazioni epigenetiche con malattie ma anche personalizzare le terapie epigenetiche a un livello senza precedenti, utilizzando algoritmi che adattano gli interventi al profilo epigenetico dinamico dell'individuo.

La Rivoluzione nel Benessere Preventivo

L'epigenetica ha anche il potenziale di rivoluzionare il concetto di benessere preventivo. Invece di attendere l'emergere di sintomi o malattie, futuri approcci di salute pubblica potrebbero concentrarsi su come mantenere un epigenoma "salutare" attraverso interventi mirati nella dieta, nello stile di vita e nell'ambiente. Questo approccio preventivo, basato sulla conoscenza epigenetica, potrebbe significativamente ridurre l'incidenza di malattie

croniche, migliorare la longevità e la qualità della vita,
e ridurre il carico sui sistemi sanitari.

Modificazioni Epigenetiche come Biomarcatori

Le modificazioni epigenetiche stanno emergendo come
potenti biomarcatori per la diagnosi precoce di
malattie e la valutazione della risposta al trattamento.
Nel futuro, test epigenetici potrebbero diventare parte
integrante delle valutazioni di routine, permettendo
una diagnosi precoce e la personalizzazione delle
strategie terapeutiche molto prima che le malattie
diventino evidenti attraverso i sintomi tradizionali.
Questo spostamento verso la diagnosi e l'intervento
precoci potrebbe trasformare il trattamento di malattie
complesse come il cancro, le malattie
neurodegenerative e le patologie cardiovascolari.

Implicazioni Educative e Sociali

L'espansione della conoscenza epigenetica avrà anche
implicazioni profonde per l'educazione e la società. La
comprensione di come le scelte di vita e l'ambiente
influenzino l'espressione genica potrebbe incoraggiare
comportamenti più salutari e sostenibili. Tuttavia,
solleva anche questioni di "fatalismo genetico" contro
"plasticità epigenetica" e come queste percezioni
influenzino le decisioni individuali e collettive riguardo
alla salute e al benessere.

Sfide nella Standardizzazione e nell'Etica

Man mano che le applicazioni epigenetiche si
moltiplicano, la standardizzazione dei test e degli

interventi diventerà una sfida crescente. Garantire l'accuratezza, la riproducibilità e l'interpretazione corretta dei dati epigenetici richiederà sforzi concertati da parte della comunità scientifica e dei regolatori. Inoltre, le questioni etiche intorno alla modificazione epigenetica, soprattutto quando consideriamo potenziali effetti transgenerazionali, richiederanno un dialogo continuo e attento tra scienziati, etici, decisori politici e il pubblico per navigare queste acque eticamente complesse.

In sintesi, il futuro dell'epigenetica si prospetta come un campo ricco di possibilità che promette di apportare cambiamenti significativi nella medicina, nella salute pubblica e nella nostra comprensione della biologia umana. Tuttavia, realizzare questo potenziale richiederà una navigazione attenta delle sfide tecniche, etiche e sociali, assicurando che i benefici dell'epigenetica siano accessibili e realizzati in modo equo e responsabile per tutti.

Mentre ci proiettiamo ulteriormente nel futuro dell'epigenetica, è chiaro che le sue applicazioni e implicazioni continueranno a espandersi, toccando aspetti sempre più vasti della salute, della malattia e della società. La progressione di questa disciplina promette non solo di rivoluzionare la medicina ma anche di offrire nuovi strumenti per affrontare questioni di salute pubblica, disuguaglianze sociali e sfide ambientali.

L'epigenetica nell'Integrazione con Altre Discipline

Un futuro eccitante per l'epigenetica risiede nella sua crescente integrazione con altre discipline scientifiche e tecnologiche. La convergenza dell'epigenetica con la genomica, la proteomica, la metabolomica e la microbiomica, arricchita dall'analisi avanzata tramite intelligenza artificiale e machine learning, promette di offrire una comprensione olistica dei sistemi biologici. Questa integrazione multidisciplinare potrebbe portare a scoperte senza precedenti riguardo ai meccanismi complessi della vita, dalla regolazione fine dell'espressione genica all'interazione tra fattori genetici, epigenetici e ambientali nello sviluppo delle malattie.

Terapie Personalizzate e Preventive

Guardando al futuro, possiamo aspettarci che l'epigenetica giochi un ruolo chiave nello sviluppo di terapie personalizzate e preventive. La capacità di identificare modifiche epigenetiche specifiche che predicono la suscettibilità alle malattie o la risposta ai trattamenti permetterà ai medici di progettare strategie terapeutiche su misura per l'individuo, ottimizzando l'efficacia e minimizzando i rischi. Inoltre, interventi preventivi mirati potrebbero essere sviluppati per modificare l'epigenoma in modi che riducano il rischio di malattie prima che si manifestino, segnando un cambiamento paradigmatico verso un approccio più proattivo nella cura della salute.

Questioni di Equità e Giustizia Sociale

Man mano che l'epigenetica matura come campo di studio e applicazione, le questioni di equità e giustizia sociale diventeranno sempre più pressanti. L'accesso alle tecnologie epigenetiche, la privacy dei dati epigenetici e le implicazioni delle modifiche epigenetiche transgenerazionali sollevano questioni etiche significative che richiedono un'attenzione attenta. Sarà cruciale sviluppare politiche e pratiche che garantiscano che i vantaggi dell'epigenetica siano accessibili a tutti, indipendentemente dallo status socioeconomico, e che proteggano i diritti e la dignità degli individui.

L'Epigenetica e le Sfide Ambientali

Un altro aspetto rilevante del futuro dell'epigenetica riguarda il suo potenziale ruolo nel mitigare le sfide ambientali. Comprendendo come specifiche esposizioni ambientali influenzino l'epigenoma, potremmo sviluppare strategie per prevenire o ridurre il danno epigenetico causato dall'inquinamento, dai cambiamenti climatici e da altri fattori di stress ambientale. Questo approccio potrebbe avere implicazioni significative per la salute pubblica e la sostenibilità ambientale, offrendo nuovi strumenti per proteggere le popolazioni vulnerabili e promuovere ecosistemi più sani.

Innovazioni Tecnologiche e Metodologiche

Infine, il futuro dell'epigenetica sarà inestricabilmente legato alle innovazioni tecnologiche e metodologiche. Il continuo sviluppo di tecniche di sequenziamento di nuova generazione, strumenti di editing epigenetico di precisione e piattaforme analitiche avanzate basate sull'intelligenza artificiale accelererà la scoperta e l'applicazione di conoscenze epigenetiche. Queste tecnologie non solo espanderanno la nostra capacità di studiare l'epigenoma in dettaglio ma anche rivoluzioneranno il modo in cui applichiamo queste conoscenze per migliorare la salute umana su scala globale.

In conclusione, il futuro dell'epigenetica si prospetta come un campo ricco di promesse e sfide, con il potenziale di trasformare profondamente la medicina, la salute pubblica e la nostra comprensione della biologia. Man mano che avanziamo, sarà fondamentale affrontare le questioni etiche, sociali e ambientali sollevate da queste tecnologie, garantendo che i benefici dell'epigenetica siano utilizzati in modo responsabile e condivisi equamente tra tutte le comunità.

Il futuro dell'epigenetica, con le sue promettenti prospettive e sfide inedite, si sta delineando come un capitolo rivoluzionario nel campo della biomedicina e della salute pubblica. L'avanzamento delle conoscenze e delle tecnologie epigenetiche apre la strada a un'era di medicina personalizzata e preventiva, capace di affrontare le malattie a un livello mai esplorato prima, quello delle modifiche reversibili dell'espressione genica senza alterazione del DNA stesso. Questo promette non solo di migliorare l'efficacia dei trattamenti ma anche di rivoluzionare le strategie di prevenzione delle malattie.

Implicazioni Profonde per la Medicina Personalizzata

La capacità di intervenire sull'epigenoma in modo specifico e mirato permetterà di sviluppare trattamenti che tengono conto delle caratteristiche individuali dei pazienti, inclusi i loro profili epigenetici unici. Questo approccio non solo migliorerà l'efficacia terapeutica ma ridurrà anche gli effetti collaterali, segnando un notevole progresso verso una cura più umana e personalizzata.

Rivoluzione nella Prevenzione delle Malattie

L'epigenetica offre anche la promessa di strategie preventive innovative. Identificando i segnali epigenetici precoci di malattie, potremo intervenire prima che la malattia si manifesti, potenzialmente prevenendo l'insorgenza di patologie croniche e migliorando la qualità della vita. Questo approccio proattivo alla salute rappresenta una significativa deviazione dai modelli tradizionali di cura e ha il potenziale di ridurre notevolmente il carico sulle risorse sanitarie.

Etica e Equità nella Frontiera Epigenetica

Le questioni etiche e di equità che emergono con l'avanzamento dell'epigenetica richiedono una riflessione attenta. La manipolazione dell'epigenoma, in particolare quando consideriamo il suo potenziale impatto transgenerazionale, solleva questioni profonde riguardanti il consenso, la privacy e le implicazioni morali di tali interventi. Inoltre, garantire l'accesso equo alle terapie epigenetiche avanzate è fondamentale per prevenire l'ampliamento delle disuguaglianze di salute.

Integrazione con le Tecnologie Avanzate

Le future innovazioni in epigenetica saranno fortemente influenzate dall'integrazione con altre tecnologie, come l'intelligenza artificiale e i sistemi di big data. Questi strumenti offriranno la capacità di analizzare vasti set di dati epigenetici, identificando pattern complessi e predizioni che possono guidare la scoperta scientifica e l'applicazione clinica in modi precedentemente inimmaginabili.

Educazione, Sensibilizzazione e Politiche Pubbliche

Il progresso nel campo dell'epigenetica richiederà anche un impegno significativo nell'educazione e nella sensibilizzazione del pubblico e dei professionisti della salute. Comprendere l'importanza delle influenze epigenetiche sulla salute può motivare cambiamenti positivi nello stile di vita e nelle politiche pubbliche, promuovendo ambienti e comunità che sostengono il benessere epigenetico.

In conclusione, mentre guardiamo al futuro dell'epigenetica, ci troviamo all'alba di una nuova era in medicina e scienza, una che promette di trasformare radicalmente il nostro approccio alla salute e alla malattia. La navigazione delle sfide etiche, sociali e tecniche che accompagnano questi avanzamenti sarà cruciale per realizzare il pieno potenziale dell'epigenetica. Se gestite con cura e attenzione, le scoperte e le innovazioni in questo campo potrebbero portare a progressi senza precedenti nel miglioramento della salute umana e nel trattamento delle malattie, beneficiando le società in tutto il mondo.

20. Conclusione: Riepilogo delle principali scoperte e riflessioni sul significato dell'epigenetica per l'umanità.

L'epigenetica, campo di studio affascinante e in rapida evoluzione, ha rivelato la profonda complessità dell'espressione genica e come questa possa essere influenzata da una miriade di fattori ambientali, dalle scelte di vita e persino dagli eventi sperimentati dalle generazioni precedenti. Questa disciplina ha esteso la nostra comprensione della biologia oltre il DNA, mostrando come modifiche reversibili nell'espressione genica possano avere impatti duraturi sulla salute, sullo sviluppo delle malattie e sulla biologia umana in generale. Il riepilogo delle principali scoperte e riflessioni sull'epigenetica offre una prospettiva su quanto abbiamo appreso e su cosa potrebbe riservare il futuro.

Principali Scoperte dell'Epigenetica

- **Plasticità Epigenetica:** L'epigenetica ha svelato un livello di plasticità nella biologia umana che consente all'ambiente e alle esperienze di vita di influenzare l'espressione genica senza alterare la sequenza del DNA.

- **Impatto sulla Salute:** Le modifiche epigenetiche sono state collegate a una vasta gamma di condizioni, incluse malattie croniche, disturbi mentali, risposte allo stress e processi di invecchiamento, evidenziando il loro ruolo cruciale nel benessere umano.

- **Trasmissione Transgenerazionale:** La scoperta che alcune modifiche epigenetiche possono essere trasmesse tra le generazioni ha ampliato la nostra comprensione dell'ereditarietà, sollevando questioni importanti su come le esperienze di vita possano influenzare la salute delle generazioni future.

- **Potenziale Terapeutico:** L'epigenetica apre la strada a nuove terapie mirate che possono modificare specifiche modifiche epigenetiche per trattare o prevenire malattie, promettendo un'era di medicina di precisione e personalizzata.

Significato dell'Epigenetica per l'Umanità

L'epigenetica riflette la profonda interconnessione tra i nostri corpi, i nostri ambienti e le nostre storie. Dimostra come non siamo semplicemente il prodotto dei nostri geni ma piuttosto degli intricati dialoghi tra i geni e il mondo che ci circonda. Questa comprensione amplia la nostra nozione di salute e malattia, spostando l'enfasi verso un approccio più olistico che considera l'individuo all'interno del suo contesto biosociale.

Riflessioni e Prospettive Future

- **Responsabilità e Opportunità:** Con la conoscenza dell'impatto epigenetico degli stili di vita e degli ambienti, emerge una nuova responsabilità individuale e collettiva per promuovere condizioni di vita che sostengano un'espressione genica sana. Parallelamente, questa consapevolezza offre l'opportunità di riformare le politiche di salute pubblica per affrontare più efficacemente le radici epigenetiche delle malattie.

- **Etica e Equità:** Le potenzialità dell'epigenetica sollevano questioni etiche significative, dalla privacy dei dati epigenetici all'accesso equo alle terapie. Navigare queste questioni richiederà un dialogo inclusivo tra scienziati, policymaker, etici e il pubblico.

- **Un Futuro Promettente:** Guardando al futuro, l'epigenetica promette di svelare ancora di più sulla complessa danza tra geni e ambiente, offrendo speranza per trattamenti più efficaci e strategie preventive. Questo futuro, tuttavia, dipenderà dalla nostra capacità di utilizzare in modo etico e giusto le conoscenze epigenetiche per il beneficio di tutti.

In sintesi, l'epigenetica rappresenta un campo di studio rivoluzionario che ha il potenziale di trasformare la nostra comprensione della biologia umana, la pratica della medicina e il nostro approccio alla salute pubblica. Affrontare con attenzione le sfide etiche e garantire un'equa distribuzione dei suoi benefici saranno essenziali per realizzare appieno il suo potenziale a favore dell'umanità.

In conclusione, questo libro ha esplorato la vasta e affascinante disciplina dell'epigenetica, svelando come le modifiche epigenetiche influenzino profondamente la salute umana, la malattia e l'ereditarietà. Abbiamo viaggiato attraverso la comprensione di base dell'epigenetica, la sua storia, l'impatto sull'espressione genica, e come fattori come l'ambiente, lo stress, e lo stile di vita possano influenzare l'epigenoma. Abbiamo anche esaminato le implicazioni etiche, le potenzialità terapeutiche e le speranze future che l'epigenetica porta con sé, evidenziando l'importanza di un approccio olistico e personalizzato alla salute e alla medicina.

Per coloro che desiderano approfondire ulteriormente la materia e tenersi aggiornati sulle ultime ricerche ed evoluzioni nel campo dell'epigenetica, ci sono diverse risorse e piattaforme online disponibili:

1. **Nature Reviews Genetics** (https://www.nature.com/nrg/): Una rivista che pubblica regolarmente ricerche, recensioni e commenti all'avanguardia nel campo della genetica e dell'epigenetica.

2. **The Epigenetics Society** (https://www.epigeneticssociety.org/): Un'organizzazione che promuove lo scambio di informazioni riguardanti l'epigenetica, inclusi convegni e pubblicazioni.

3. **Epigenomics** (https://www.futuremedicine.com/journal/epi): Una rivista internazionale che pubblica ricerche originali e recensioni su tutti gli aspetti dell'epigenetica, dallo sviluppo normale e dalla malattia fino alla clinica.

4. **The NIH Roadmap Epigenomics Mapping Consortium** (https://www.roadmapepigenomics.org/): Un'iniziativa che mira a produrre una risorsa pubblica di mappe epigenomiche di riferimento per le principali cellule primarie umane e tessuti per la ricerca biomedica.

5. **Epigenie** (https://www.epigenie.com/): Un sito web che fornisce notizie, recensioni e tutorial sull'epigenetica, oltre a risorse didattiche e video.

6. **Clinical Epigenetics** (https://clinicalepigeneticsjournal.biomedcentral.com/): Una rivista open access che si concentra su studi epigenetici nel contesto della ricerca clinica.

Queste risorse rappresentano solo alcuni dei numerosi canali attraverso i quali è possibile esplorare il campo dell'epigenetica, rimanere aggiornati sulle ultime scoperte e comprendere meglio come questa disciplina stia modellando il futuro della medicina e della biologia.

In conclusione, l'epigenetica rappresenta una frontiera entusiasmante e in continua evoluzione della scienza che promette di apportare significativi contributi alla nostra comprensione della salute e della malattia. Man mano che progrediamo, è vitale affrontare le questioni etiche e lavorare per garantire che i benefici dell'epigenetica siano accessibili a tutti, orientando la ricerca e l'innovazione verso un futuro in cui la salute umana possa essere migliorata in modi prima inimmaginabili.